世图心理

博客：http://blog.sina.com.cn/bjwpcpsy
微博：http://weibo.com/wpcpsy

Einführung
in die
systemische
Familienmedizin

系统性家庭医学心理治疗概论

［德］苏珊娜·阿尔特迈耶
［德］阿斯坎·亨德里施克 著　　乐竞文 译

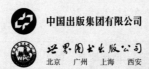

中国出版集团有限公司

世界图书出版公司

北京　广州　上海　西安

图书在版编目（CIP）数据

系统性家庭医学心理治疗概论 /（德）苏珊娜·阿尔特迈耶,（德）阿斯坎·亨德里施克著；乐竞文译. —北京：世界图书出版有限公司北京分公司，2023.10
ISBN 978-7-5232-0748-2

Ⅰ . ①系… Ⅱ . ①苏… ②阿… ③乐… Ⅲ . ①集体心理治疗 — 研究 Ⅳ . ① R459.9

中国国家版本馆 CIP 数据核字（2023）第 163259 号

Authorized translation from the German language edition, entitled Einführung in die systemische Familienmedizin by Susanne Altmeyer and Askan Hendrischke.
© 2022, Carl-Auer-Systeme Verlag GmbH, Heidelberg, Germany.
Chinese simplified language edition published by Beijing World Publishing Corporation by Copyright © 2023.
All rights reserved.

书　　名	系统性家庭医学心理治疗概论
	XITONGXING JIATING YIXUE XINLI ZHILIAO GAILUN
著　　者	［德］苏珊娜·阿尔特迈耶　　［德］阿斯坎·亨德里施克
译　　者	乐竞文
责任编辑	詹燕徽
装帧设计	蚂蚁字坊
出版发行	世界图书出版有限公司北京分公司
地　　址	北京市东城区朝内大街 137 号
邮　　编	100010
电　　话	010-64038355（发行）　64033507（总编室）
网　　址	http://www.wpcbj.com.cn
邮　　箱	wpcbjst@vip.163.com
销　　售	新华书店
印　　刷	三河市国英印务有限公司
开　　本	880 mm×1230 mm　1/32
印　　张	6.375
字　　数	94 千字
版　　次	2023 年 10 月第 1 版
印　　次	2023 年 10 月第 1 次印刷
版权登记	01-2022-5921
国际书号	ISBN 978-7-5232-0748-2
定　　价	59.00 元

译者序

我们在长期的临床心理工作中发现，当某个家庭成员患上慢性、严重、不可逆和不可治愈的疾病时，当意外事故带来严重伤害和残疾时，当新生儿被诊断出带有严重缺陷时，甚至当老人重病乃至不治时，很多家庭因为这些前所未有的复杂的生物-心理-社会交互状况，陷入了极大的困境。而且，在这种境遇中，患者及其家庭成员做出的很多判断和反应，都使他们深陷更加严重的危机，包括：对患者的过度治疗造成其病情不稳定，或使家庭陷入经济困境；全力与疾病斗争无果后陷入抑郁崩溃；相互指责，家庭关系恶化；刻意回避现状，导致彼此疏远；甚至因无法面对压力而轻生……

在一次查找德语家庭心理治疗的资料时，我发现了本书。作者在系统性家庭医学心理治疗的框架下，清晰地介绍了概念，详细探讨了干预措施，甚至具体地列举了谈话技巧。这真是一本浅显易学又有具体抓手的实用型指导手册！

如果各位同行在临床心理治疗实践、心理干预、医疗工作以及其他与病患相关的工作中，能够对作者的态度和方法加以借鉴，将新的知识与自己原有的知识储备深度结合，扩展和丰富自己原有的经验系统，就定会收获令人期待的丰硕成果。

非常感谢世界图书出版公司的大力支持！詹燕徽编辑在我提出翻译出版此书的时候热情地回应了我，并在翻译、校对过程中多次与我耐心沟通。感谢本书的两位原作者在我翻译过程中对专业问题的答疑解惑。感谢首都医科大学杨凤池教授和亚洲家庭治疗学会主席田村毅教授为本书撰写推荐语。

在这里我还想感谢翻译期间与我对话过的很多心理学、家庭教育、临床医学、特殊儿童教育机构以及养老和安宁疗护行业的同事和朋友，他们在听我提及本书内容时，都给予了积极的反馈。他们的热忱期待成为我在日常繁忙的讲课和口译工作之余，坚持完成本书翻译工作的巨大动力！

谢谢大家！

2023年9月29日

乐竞文

于北京丽舍公寓

目 录
CONTENTS

/ 第二章

谈话技巧与干预

前　言

　　本书适用于与患者和他们的家人打交道并希望更多地了解疾病和家庭之间相互作用的医生、医学院学生和其他领域的工作人员。阿斯坎·亨德里施克（Askan Hendrischke）先生最初是一名家庭医生，苏珊娜·阿尔特迈耶（Susanne Altmeyer）女士是一名神经科医生。两人都在临床心身学领域工作多年，目睹家庭、职业和社会背景对健康与疾病的发展和存续的影响。以患有身体疾病（主要是心血管疾病、中风、癌症和关节炎）的人为研究对象的52项调查研究（共计将近9 000名研究对象）的数据分析结果表明：将家庭成员纳入治疗，对患者及其家人的身心健康都有显著的积极影响（Hartmann, Bäzner, Wild, & Herzog, 2010）。大量研究已经证实，家庭和社会环境中的主要相关者在许多方面都对患者的健康和疾病有强大的影响力（Rolland，1994；McDaniel，Hepworth & Doherty，1997；Sydow et al.，2007）。

在本书中，我们提到的治疗师（专业助人者）通常指家庭医生，有时也指心理治疗师。我们对"治疗"一词原始含义的理解来自希腊语"θεραπεία"（服务、服侍、提供服务、照顾患者），它在医学中指治疗疾病和创伤的措施。治疗师的目标是治愈、消除或减轻症状，帮助患者恢复身体或心理功能。在这种情况下，"therapia"（治疗）极少是真正的心理治疗，往往只是陪伴或指导。然而，从系统性的观点来看，治疗师有必要考虑到个体的整个生物-心理-社会背景，这包括一个人内部和外部的系统。

本书首先介绍了系统性家庭医学心理治疗的基本概念，然后列出谈话技巧和干预措施，并探讨了系统性家庭医学心理治疗中"合作"的意义。接下来，本书讨论了在生命周期不同阶段（建立家庭的阶段、子女未成年的阶段、子女处于青春期的阶段）疾病的影响与干预，继而探讨了系统性心理治疗如何应用于伴侣患病、家庭成员患有慢性疾病等特殊情况，以及家庭中的死亡和由此引发的悲伤等问题。

为了揭示疾病发生、防治的不同背景和疾病所导致的复杂的生物-心理-社会交互作用，本书引用了大量来自临床实践的案例。本书中的很多案例都是我们及我们的同事在临床工作中亲身经历的，还有一些来自我们所参与的巴林特小组，以及我们自1992年以来开展的家庭治疗培训小组的工作。为了保护案例中患者的个人隐私，我们对其姓名和一些数据进行了修改，如与任何人有任何相似之处，纯属巧合。

最后，我们要感谢在过去25年中每一个陪伴我们走过系统性（家庭）治疗道路的人。无论是信任我们、对我们倾诉的患者，还是支持鼓励我们的同事、朋友或老师，没有他们就没有这本书的诞生。除了埃克哈特·斯图尔姆（Eckardt Sturm）这位杰出的家庭医生之外，还应该提到与我们一起在德国亚琛联合诊所"身心时间"项目组中工作的恩斯特·佩佐尔德（Ernst Petzold）和弗里德贝尔格·克罗格（Friedebert Kröger），以及我们的美国朋友和同事苏珊·麦克丹尼尔（Susan McDanie）、比尔·多尔蒂（Bill Doherty）、马卡兰·贝尔德（Macaran Baird）、约翰·罗兰（John Rolland）和彼得·斯坦格拉斯（Peter Steinglass）——感谢他们通过跨越大洋两岸的长期讨论提出了许多创新的想法，这些想法都在这本书中得到了体现。通过本书对系统性家庭医学心理治疗的介绍，我们希望为大家呈现出不同的护理模式和概念，这些模式和概念可以成为现代医学中恩格尔（Engel，1977）的生物-心理-社会模式的路标。特别感谢卡尔-奥尔出版社的弗里茨·B. 西蒙（Fritz B. Simon），是他推动了本书的完成。

苏珊娜·阿尔特迈耶，阿斯坎·亨德里施克

ONE

系统性家庭医学心理治疗的基本概念

每个来到世上的人都有双重国籍：

一个是健康王国的，一个是疾病王国的。

虽然我们都更喜欢使用健康王国的护照，但迟
早，至少会有一段时间，我们每个人都不得不承认
自己是那个疾病王国的公民。

苏姗·桑塔格，1981

美国记者和作家苏姗·桑塔格的这段话会唤起大多
数人对因患上疾病而感觉不适的情境与经历的联想或回
忆。疾病这种普遍现象是人类的存在体验之一，同时是
人们在健康时期通常会回避、忌讳或难以想象的一种情
况。在那个令人不适的"疾病王国"里（借用苏姗·桑
塔格的比喻），人们最初既不能理解也不能掌握疾病的

语言，不知道疾病的起点和终点，更不知道那里的交通系统或其他规则。在那里，人们经常感到无助，只能任凭摆布；自己周围的社会环境和家庭也会随之陷入同一境地，而这些正是支持和帮助的重要来源。系统性家庭医学心理治疗将关注点从患者个体扩展至他们的背景。下面将介绍这种治疗理念的相关基础知识。

第一节　历史发展

"患者拥有家人"是Macy项目主任H. Richardson（1945）结题报告的标题。Macy项目是20世纪30年代发起于纽约的一项关于家庭保健的研究。报告的开头是这样的：

> 确定患者拥有家人就像确定一个生病的器官是人体的一部分——这两个发现似乎都显而易见，也

没什么可讨论的，但是医学界却长久地没有认可这些发现。

社会工作者、护理人员和家庭医生们早在几十年前就发现了家庭对医学问题的重要性。家庭治疗方法的起源可以追溯到19世纪。在社会工作运动的背景下，社会工作者开始与家庭合作（Schrader，1981）。

几乎同时，在英国和美国启动了两个项目，标志着系统性家庭健康保健的开始（见表1-1）。

家庭治疗的概念最早是20世纪40年代末50年代初在美国发展起来的。除了心理动力之外，人们发现，家庭关系以及交互动力也是重要的行为决定因素。这一时期科学研究和治疗的主要兴趣点转向了有精神病患者的家庭，诸如"精神分裂症母亲"或"精神分裂症家庭"之类的术语出现了。放到今天来看，这些描述中的观察是以人格为导向的，而且过于线性，没有考虑到个人的沟通及行为模式会影响其家庭成员的沟通及行为模式。

直到20世纪70年代，J. Weakland（1977）才提出了"家庭心身医学"这个术语。然而，他的家庭治疗界的同事们经过很长一段时间才接纳这种说法。在这段时间里，人们的兴趣转向了治疗心身疾病、饮食失调，特别是神经性厌食症——这种疾病得到了最多的关注。即使在今天，诊断性的家庭谈话依然是厌食症标准治疗的一部分。

20世纪80年代，人们对系统性方法在医学治疗中的应用的兴趣持续增长。当时，美国医疗保健系统削减成本的压力加大，这促使该系统更倾向于将结构性特质作为治疗的一部分。人们认为加强和优化工作中的合作机制是激活医疗保健系统资源的机会——特别是对于复杂的临床疾病治疗而言。

在20世纪70年代末80年代初，德国的一些工作小组也开始使用与家庭相关的概念来治疗身体疾病，并在使用德语的国家展开了开创性的工作，例如E. Petzold（1979）的内科工作，M. Wirsching和H. Stierlin（1982）与癌症患者的工作，E. Sturm（1983）在家庭医生治疗方面的工作。1995年，来自德国汉诺威、埃森、海德堡和杜塞尔多夫的参与系统性家庭治疗的工作组联合成立了家庭医疗保健协作联盟（CFHcC）德国分部，并在德国心身医学协会（DKPM）和德国系统性家庭医学心理治疗协会（DGSF）的框架内成立了"系统性家庭医学心理治疗"工作组（Kröger & Altmeyer，2000；Kröger，Hendrischke，& McDaniel，2000）。

表1-1　系统性家庭医学心理治疗的发展

1925—1950年
1928年：英国启动Peckham实验，提出了创新性健康促进计划。
1937年：美国Macy项目启动，调查疾病和健康对家庭的影响；1945年H. Richardson发表结题报告《患者拥有家人》。
1950—1980年（家庭治疗的发展）
1977年：J. Weakland开创了家庭心身医学。

续表

1980年后
1982年：美国纽约阿克曼研究所召开"对患有身体疾病的家庭的治疗"主题大会。
1983年：D. Bloch，D. Ransom，M. Glenn和B. Dym创办了《系统性家庭医学心理治疗》杂志。
1995年：80个跨学科工作组联合成立家庭医疗保健协作联盟（CFHcC）。
1995年：家庭医疗保健协作联盟德国分部于德国亚琛成立，并在德国系统性家庭医学心理治疗协会（DGSF）和德国心身医学协学会（DKPM）框架内成立连续工作组。

如果想更深入地了解这一部分，我们推荐大家阅读：《医学中的家庭治疗》（McDaniel et al.，1997）、《实践中的家庭治疗》（Hegemann et al.，2000）、《家庭、系统与健康》（Kröger et al.，2000）、《系统性家庭医学心理治疗的理论与实践》（Altmeyer & Kröger，2003）、《系统治疗与咨询II》（Schweitzer & von Schlippe，2007）中的"系统性家庭医学心理治疗"一章、《家庭医生患者护理》（Sturm et al.，2006）和《心理、心身与家庭》（Eder，2007）。

第二节　基本假设

关于疾病对个别家庭成员的影响，人们做了大量调查研究。这些研究用科学的方法证实了许多卫生系统工作者在日常工作中发现的一件似乎是显而易见的事：当一个人患上一种会缩短生命、威胁生命或持续终生的疾病时，其家庭成员的心理健康也会受到影响。这些成员包括成年患者的伴侣或生活伙伴（Buddeberg，1992；Keller et al.，1998）、患慢性病儿童的父母和兄弟姐妹（Silver et al.，1998；Cadman et al.，1988），以及患慢性病成年人的子女（Riedesser & Schulte-Markwort，1999）。研究数据表明，为重病患者的家庭成员提供心理社会支持是非常有必要的。我们应当在充分考虑这些要求的前提下，制定适当的方案与护理结构。

系统性家庭医学心理治疗的原则已被证明在护理和治疗过程中对重病和慢性身体疾病患者及其家庭成员是非常有效的（Altmeyer et al.，2002；Kröger et al.，

1998，2000；Hendrischke & Kröger 1997；McDaniel et al.，1997；Hendrischke，2010）。

从根本上来说，系统性家庭医学心理治疗让治疗师在尊重患者身体疾病的前提下支持患者家庭系统的健康，有效帮助患者及其家庭成员应对和适应疾病，而不仅仅是发现病理机制和潜在的致病因素。这一范式将生物医学、心身学和社会学观点结合在一个递归的条件结构上，并为人们理解问题的复杂性提供了一个框架，这不仅仅是以个人为导向的，也不仅仅是以身体为重点的。

在患者的诊断和治疗中，心理和躯体因素从一开始就被同等地考虑和对待了。

在系统性家庭医学心理治疗中，治疗师被鼓励与患者家属密切合作，因为他们会参与患者的日常护理。

医学、社会心理学以及其他非医学领域的专家之间的密切合作使治疗的有效规划和实施成为可能。

系统性家庭医学心理治疗的两个基本目标是提升自

我效能（"代理"）和促进联结（"融合"；Bakan，1969）。这要求个体提升自主性，同时在关系背景中保持可持续的联结（McDaniel et al.，1997）。

疾病对家庭提出了要求。这些要求的性质和程度取决于家庭方面以及不同背景下疾病的各种不同因素。如下图所示，在家庭系统和疾病系统的交汇中有一些因素起着重要作用。这些相互影响的变量形成了一个复杂的网络，这使得家庭对疾病的反应变得几乎不可预测。

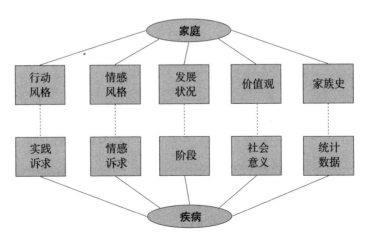

图1-1　家庭系统与疾病系统之间的网状关系
（Altmeyer & Rolland，1994）

第三节　疾病的特定要求

下表呈现了Rolland在1984年编制的疾病类型，他在工作中不仅考虑了众所周知的病理生物学标准，还考虑了心理社会压力因素。

表1-2　疾病的心理社会分型

暴发	急性／长期
过程	进行性／次序性／周期性复发
结果	致命／疑似致命／非致命
残疾	非残疾／轻度残疾／中度残疾／重度残疾

在这个表中，分类标准是疾病的暴发、过程、结果和导致损伤或残疾的程度。无论疾病的生物学发生情况如何，具有相似的心理社会因素特征的疾病给家庭带来的影响是相似的：

（1）突发性心脏病等急性疾病将导致紧急情况，因此包括相关人员在内的整个环境都必须迅速做出反应；疼痛，例如在风湿性疾病中的疼痛，最初可能是中等程度的，因此受影响的人及其环境有可能在疾病的发展过程中逐渐适应。

（2）恶化的癌症，即进行性的癌症，总是伴随着恐惧和不确定性，并且通常伴有许多治疗尝试；事故或中风后的永久性瘫痪具有相对恒定的过程，并会被逐渐适应；间歇性复发的疾病则对人们有着完全不同的要求，例如多发性硬化症——其症状通常在发作后就会消失，但随时可能再次复发。

（3）对一个家庭来说，一种疾病（如腹腔黏液腺癌）在未来几年内是一定会致死，还是会像某些痴呆症那样，伴随患者终生却不会让其缩短寿命，是有很大不同的。以儿童白血病为例，患者现在的生存率超过90%，但这种疾病对家庭的威胁还是非常大的。

（4）一种疾病是否会导致永久性残疾？患者在痊愈后有可能不留下任何后遗症吗？这种疾病会给患者及其家人的日常生活带来巨大的改变吗？这些问题的答案

都决定了疾病将在何种程度上影响或改变家庭生活。

疾病发展过程和后果的不确定性与家庭受疾病影响的程度密切相关，这也是社会心理压力的一个维度。

第四节　疾病的阶段

Rolland（1984）划分了疾病处理的三个阶段，将其分为急性期（急性危机），慢性期和终末期（图1-2）。

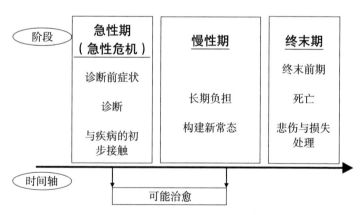

图1-2　疾病发展阶段和社会心理疾病处理阶段

如果在急性期之后疾病进入慢性期，那么治疗师在这个过程中要反复对患者进行医学检查和治疗，因此适应的过程显得尤为重要（Rolland，1994，2000）。患者往往会通过改变生活习惯、职业定位、伴侣关系和家庭中的角色分配，以及加入自助小组等方法来应对疾病。然而，这些疾病往往与身体完整性、亲密关系、自主权、选择自由、经济安全和生活质量，以及灵活性、回旋余地和变革潜力等因素的丧失相关。

疾病各阶段的过渡期会对家庭提出相当高的要求——他们必须找到新的组织模式，以应对不断变化的任务。例如，家庭的紧密凝聚力在急性危机中具有重要价值，但在慢性期可能对患者的独立性产生较大的阻碍，并成为后续发展过程中的障碍。在慢性期到终末期的过渡阶段，人们需要告别之前形成的新常态和与之相关的任务，这样患者与其家庭成员才能够有意识地一起度过最后的时光。（由于慢性病通常是终生的，我们将在"生命周期中的疾病与残疾"一章中专门来介绍这些疾病。）

第五节　疾病是家庭的创伤

对于一个家庭来说，疾病的突然性或严重性可能给这个家庭中的成员造成潜在的心理创伤，从而导致家庭中的信息处理障碍，最终可能改变患者及其家庭成员的行为。在极端情况下，还有可能从二次创伤的意义上对他们的人格造成影响。在危及生命的疾病发生时，无能为力的感觉和生存恐惧会导致一些家庭陷入休克状态（见案例研究 11），甚至无法从这种休克状态中复原，无法重新走出来。另外，家庭处理事件的能力可能被冻结，应对的策略种类也可能会显著减少。在某些情况下，一些家庭成员可能会出现创伤后应激障碍的症状。《家庭中的创伤性压力》（Korittko & Pleyer，2010，pp.

78-95）一书中提到，研究显示，在受到创伤的家庭系统中，家庭互动的减少与受创伤个体的大脑使用受限有相似之处：

（1）在创伤中卡顿停滞。

受创伤的家庭在某些交流形式中的卡顿停滞让人联想到创伤后应激障碍中的侵入式记忆——无法控制地重温创伤的内容。在这样的家庭中可能存在的危险是，事故、疾病甚至死亡有可能成为日常生活的中心。

（2）绝口不提。

家庭成员间的无话可说和回避交流可以与经历过创伤者的情感麻痹、无意识回避相对应。

（3）赶快去做其他事情。

这种模式类似于创伤后的过度兴奋，并可能转变成一种"家庭解离"，这也是创伤未能被整合的一个标志。

第六节　家庭认同

许多患者会从自己日常生活中的常规性活动中汲取力量，将这些视为自己的资源。这些活动包括全家人一起吃饭、全家人习以为常的家庭作息、集体出游、访亲探友、家庭聚会或庆祝活动及其他家庭仪式。其中很多都是一个家庭的特定属性。

因此，治疗师与患者的家人就某些特定的话题进行讨论是有帮助的，特别是关于以下几个方面的话题：

（1）关于健康和治疗疾病的基本信念；

（2）家庭的归因（疾病归因）；

（3）家庭的应对行为；

（4）家庭与疾病的斗争；

（5）家庭的自我效能感。

患者在家庭中的自我效能体验尤其重要（参见本章"基本假设"一节），这意味着：

（1）在患病过程中自己做决定的能力；

（2）主动改变熟悉的生活习惯或有意识地保持熟悉的习惯（如仪式、家庭聚会等）的能力；

（3）评估疾病发展过程对个人或家庭影响的能力；

（4）在不丧失自主权的情况下寻求帮助的能力。

▷▷▷ **案例研究 1**

来访者是一名50岁的妇女，她的母亲因病重卧床不起已经有几个月了。她认为，由于母亲即将去世，她不应该在房间里布置圣诞节的装饰。她患有抑郁症，并且已经接受了一段时间的心理治疗，但随着圣诞节的临近，她的抑郁症变得更加严重了。在一次由治疗师发起的、她与丈夫共同参与的夫妻谈话中，治疗师与他们讨论了她母亲的疾病对他们两人的影响这个主题。最后，这对夫妇决定像往年的圣诞

节一样装点房子。几个星期后，来访者报告
说，他们度过了一段美好的时光，并且他们的
圣诞节庆典非常成功——她生病的母亲也参
加了。

第七节　疾病归因

生病对个人及其家庭成员来说都是一种非常个人和
私密的经历，也许最能与之相提并论的是私密的"性关
系"。疾病使每个家庭成员都有体验"失控"的经历。
患者的家人不仅要了解病因，还要面对疾病所带来的匮
乏感等。在生病的情况下，"内疚"和"失败"的主题
就像被放到了放大镜下一样，对患者自己来说变得更加
突出了，而对作为其生活背景的家人来说，更是如此：

· 我做错了什么？

· 我不能阻止它吗？

· 我还能做些什么吗？

· 我无法帮到他吗？

在生活中，几乎没有什么事或物比疾病更能造成人们情绪的两极分化了——希望与绝望交替出现，对亲密感和距离感的需求突然改变，拒绝与接纳对立，对生命的恐惧与活着的勇气相伴相随。当我们与这些患者一起工作时，协助患者与其伴侣或其他家庭成员一起处理与疾病和健康归因相关的主观概念，会给他们带来极大的帮助。

我们推测，家庭中谈论疾病的方式和方法，以及每个家庭成员对病因的看法，在很大程度上决定了疾病管理和疾病处理中的自由度——特别是对慢性疾病而言。

也许家庭内的归因模式为我们提供了一个模型，这个模型更接近系统理论中描述的"由问题决定的系统"

这一概念。这意味着，在家庭中，围绕症状发展出的沟通模式最终成了这种关系系统的表征。对问题的描述会改变这个问题。这就是我们作为医生所说的："语言有疗效，也有副作用！"

"归因"是F. Heider（1958）提出的一个术语，它是指有意识或无意识地进行的原因推论——在与疾病相关的情况中，是指患者及其家庭成员明确或含蓄地假定的疾病原因。与此密切相关的是疾病的属性——酗酒、艾滋病就是这方面的例子——这往往与社会耻感有关。比如酗酒通常是因为缺乏控制和支持，艾滋病通常是吸毒成瘾或同性性行为导致的。它们可能会唤起家庭中的羞耻感，导致家人倾向于隐瞒它们，从而妨碍对疾病的有效管理。这种与疾病归因有关的社会认知随着时间的推移一直在发生变化。例如，直到20世纪70年代，心脏病发作的中年男性还被视为榜样，他们在某种程度上受到钦佩，因为他们"英勇"地不顾自己的健康，似乎为家庭或社会付出了一切；如今，人们对心脏病发作的认可减少了很多——健康强壮的身体几乎成了成功男人或女人的"必需品"。今天，与心脏病发作相关的危险因素，如吸烟、高血压和高脂血症，往往被认为是意志薄弱和失控的表现。

疾病属性也与家庭价值观密切相关。一个保守家庭中的父母比一个开放家庭中的父母更难面对他们同性恋儿子的艾滋病，因为他们可能会认为这种疾病是对他们价值体系的威胁。

第八节　家庭周期

如下图所示，家庭生活螺旋模型显示了一个人一生中在家庭背景下所经历的不同发展阶段。在不同的发展阶段中，家庭成员之间相互依存和相互联系的程度不同。这些不同取决于个人在发展过程中的活动是向内的（我们称之为向心阶段）还是向外的（我们称之为离心阶段）。严重疾病所发生的阶段不同，其引发的影响也会有所不同。如果疾病发生在向心阶段，那么它很可能会使该家庭紧密凝聚力的持续周期延长，而不会像发生在离心阶段时那样那样导致家庭生活的脱节。

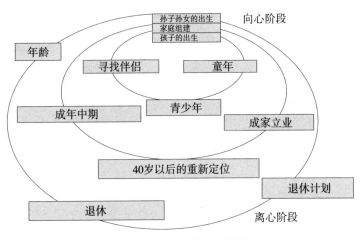

图1-3 家庭生活螺旋模型

▷▷▶ **案例研究2**

　　一名20岁的男性大学生在休假时不慎遭受了手臂和腿部的重度烫伤，因此需要住院数周进行治疗，并计划之后在医院进行康复训练。在治疗过程中，他的家庭引起了人们的注意：患者的家人经常来病房或者打电话询问患者什么时候可以出院，要推迟多少时间才能重新开始学业等。他们的行为给医院的治疗团队带来了极大的压力——他们甚至请来了一位家庭医生。在与患者父母的对话中，医生了解到，这位年轻人即将开始他的学业，并准备和他的女朋友一起搬进第一套属于他们自己的公寓。这一计划对这个家庭具有非常特殊的意义，因为患者是家里五个兄弟姐妹中最大的一个，也是第一个要离开这个联结非常紧密的家庭的人。这家人早就为这个告别阶段做好了准备，因此他们对眼下发生的事故感到非常恼火。

第九节 家庭与压力

家庭压力理论是20世纪上半叶发展起来的（McCubbin，1989）。它将压力的处理理解为一个动态的过程，并强调"认知评估"和"潜在压力评估"这两个参数的决定性作用（Retzlaff，2010）。家庭中有助于压力管理的资源被赋予了极为重要的意义。这些资源包括（Hil，1949）：

（1）推崇非物质主义取向；

（2）具有高水平的摆脱僵化角色（丈夫或妻子，父亲或母亲）的意愿和灵活性；

（3）所有家庭成员共同承担家庭责任；

（4）愿意为了家庭利益而放下个人利益；

（5）以原生家庭和家族传统为荣；

（6）具有高水平的情感联结和一致性；

（7）具有高水准的家庭休闲活动；

（8）决策过程中具有鲜明的平等模式；

（9）平等分配家庭权力；

（10）具有牢固的情感纽带。

资源被认为是对抗压力过程中的重要保护因素，根据Retzlaff（2010）的著作，我们对其进行了分类：

（1）相关人士的个人资源，如发展程度、沟通能力、魅力；

（2）照顾者的个人资源，如解决问题的能力、情绪的稳定性；

（3）家庭资源，如适应性、灵活性；

（4）社会资源，如现有的社会支持、工作场所；

（5）外部资源，如财政状况、医疗津贴、适当的生活环境；

（6）时间资源，如合作伙伴时间安排的灵活性。

第十节 家庭与复原能力

Walsh（1998）认为，复原能力是"在生活压力的挑战中生存和成长的能力，也就是对新的动力来源的发现和利用。提高复原能力的因素有（Lösel & Bender，1999）：

（1）接受危机和与之相关的感受；

（2）积极寻找解决方案；

（3）积极寻求支持；

（4）积极主动的态度；

（5）乐观；

（6）避免自责；

（7）面向未来，做出规划；

（8）对于儿童，至少要与父母中的一方或其他某位照顾者建立一种温暖的情感关系，以及一种具有积极情感、支持性和结构性的教育气氛；

（9）压力下做出建设性应对行为的榜样；

（10）家庭以外的人提供的社会支持；

（11）适度的社会责任；

（12）积极的气质特征，如灵活性、接近倾向（与回避倾向相反）；

（13）良好的社会流动性；

Walsh（2003）将个人复原能力的概念应用于家庭，并描述了在组织领域中，作为家庭复原能力先决条件的一些关键特质，如良好的沟通、坦诚的情感交流、共同解决问题、共同的信仰体系、理解逆境的能力、对未来的积极看法、超脱以及灵活性（Retzlaff，2010）。

第十一节　家庭和家庭故事

人们向自己和他人讲述自己的生活故事，从而评估、建构和改变他们的故事和生活。社会建构主义（Deissler et al.，1994）研究的就是交际过程对我们理解现实的意义。对必须应对疾病和残疾问题的家庭而言，重要的是这些问题是与家庭的成功故事联系在一起还是与他们的失败故事联系在一起，是强调成功还是强调失败，是关注障碍和风险还是关注机会。每个家庭成员的故事都可以是非常不同的——在这些故事中，尤为重要的是对现实不同方面的体验。

与治疗相关的是，这些故事是可改写的，是可改变的——关键在于人们的注意力被朝着什么方向引导。循环提问、欣赏、重塑、资源导向等都是系统性治疗的技巧，可以使故事的纹理和交汇点发生改变，其目的是从一个旧的故事中生成一个新的故事，从而带来明显的改变。

第十二节　健康本源

什么能使人健康？什么能使人保持健康？尽管社会学家在几十年前就提出了这些问题（Antonovsky，1979，

1987），但对许多治疗师来说，它们仍然是陌生的问题。在《健康手册》（Schüffel et al.，1998）一书中，作者对"健康本源"概念的基本要素做出了描述：

> "健康本源"的概念［源自拉丁语salus（健康）和希腊语genese（起源）］描述的是支持个体发展健康的力量。这些力量可以提升个人具有创造性地、成功地应对生活压力的能力。由此发展出了Antonovsky所说的"生命协调感"（SOC）……即"连续感"……它的基本特征似乎从我们还是孩子的时候就已经确定了下来，使得我们可以以一种独特的方式应对人类生活中的日常压力和严重创伤。

除了"个体的生命协调感"以外，Antonovsky（1987）还提出了"群体的生命协调感"这一概念。他提出群体的生命协调感是塑造和改变个体生命协调感的重要决定因素，并在1988年与Sourani一起将这个概念扩展为"家庭协调感"。

Antonovsky认为，这种协调感的组成部分如下：

（1）认知方面——可理解的感觉；

（2）实践方面——可管理的感觉；

（3）情感方面——有意义的感觉。

第十三节　总　结

系统性家庭医学心理治疗始于20世纪上半叶，并于20世纪末21世纪初在美国和欧洲的各地建立了稳固地位。系统性家庭医学心理治疗基于不同的理论，如压力理论、韧性理念和康复理念，对疾病和残疾对不同家庭成员乃至整个家庭的影响进行了研究。

由住院医疗服务向门诊医疗服务的转移，以及慢性病患者护理需求的增加，都对心理社会资源的激活提出了要求。而在许多情况下，如果没有作为健康主要社会背景的家庭的支持，心理社会资源就无法提供支持。家庭成员对患者治疗和康复工作的参与变得日益重要，因此，人们在医疗保健系统中必须尽早对家庭保健做出更多考虑。

TWO

谈话技巧与干预

第一节　基本原则

根据疾病发展阶段和严重程度的不同，家庭成员参与治疗过程的必要性和家庭的参与方式各不相同。Doherty和Baird（1987）开发的将家庭纳入治疗过程的五阶段模型（见下图）非常清楚地说明了这一点。

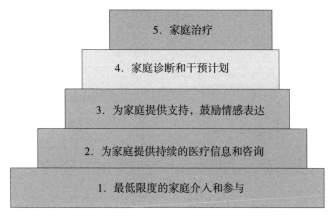

图2-1　家庭介入的阶段模型（Doherty & Baird，1987）

第一阶段

在常规医疗护理的背景下，家庭很少介入。在无并发症的治疗过程中（如无并发症的运动损伤），几乎没有生物-心理-社会的交互作用。

第二阶段

家庭越来越多地介入，并不断地获得咨询和医疗方面的信息。这一阶段对某些只引起轻微心理社会交互作用的疾病（例如无并发症的肺炎）是非常必要的，而且对治疗有明显效果。

第三阶段

在应对疾病的过程中让家庭得到支持和陪伴，鼓励家庭成员表达对疾病的感受。这一阶段主要针对有明显心理社会交互作用的严重躯体疾病，例如心脏病发作或中风。

第四阶段

当存在持续和极大的生物-心理-社会交互作用而且治疗管理效果不佳或治疗失败时，患者及其家人需要系统的家庭诊断和有计划的干预措施。这一阶段通常针对预后不良或病程非常不确定的疾病，属于系统性家庭医学的层面。

▷▷▷ **案例研究3**

圣诞节前夕，一位56岁、身体一向健康的女性注意到她的左手变得无力。她花了几个星期时间找了很多医生询问，最后了解到自己患上了无法治愈的肌萎缩性侧索硬化症。她的家人在互联网上查找了关于这种疾病的信息，并了解到这种疾病通常在几年内就会致命。患者非常害怕，陷入了严重的焦虑，几个星期都无法走出家门。在家庭医生的建议下，她和丈夫一起接受了家庭医学心理治疗咨询。他们与治疗师进行了讨论，讨论的方向是到目前为止的病程和预后的相关知识，以及"应对焦虑的可

能性"这个主题。治疗师在报告中说，他认
为，到目前为止，患者家庭对疾病的处理是令
人钦佩的，他们对恐惧的理解是深刻的，而且
夫妇二人能有意识地应对这种恐惧，这是非常
好的。此外，治疗师向这对夫妇介绍了一种特
殊的言语治疗方法——特别适合用来治疗这种
疾病，还与他们约定了后续的谈话时间。

第五阶段

需要家庭心理治疗，即系统性家庭心理治疗。（主
要针对难以管理的、需要接受多于平均水平医疗服务
的、对治疗过程不满且存在重大心理社会并发症或严重
家庭互动问题的患者。）

▷▷▶ **案例研究4**

患者是一名8岁男孩，他在5岁时患上了一种在儿童中非常罕见的白血病，因此在7岁时不得不接受骨髓移植。此后，他每个月都必须接受血常规检查。医务人员注意到，在进行这些检查时，以及在约定的检查日期之前进行额外的检查时，尽管检测结果没有任何异常，这个男孩却总是显得非常虚弱，而且充满抱怨。此外，孩子的母亲也抱怨说，她与丈夫的关系变得越来越糟糕，她正在考虑离婚。由于医疗检查的频率很高，可能给家庭带来极大影响，我们在第一次诊断性面谈后，决定让这对父母进行伴侣关系的心理治疗咨询。

在第四阶段和第五阶段中，疾病带来的负担与第三阶段的不同，其区别主要在于家庭问题的复杂性，以及是否存在有效的应对策略。

慢性疾病就像放大镜一样使家庭中的日常问题和意见分歧不断扩大，而且还会带来愧疚感和负罪感，加重家庭负担。原本在家庭系统中起调节作用的意见分歧，现在却加剧了危机。因此，在家庭医学治疗中，疾病处理和疾病管理这两个主题是非常重要的；与之同样重要的主题还有疾病对个别家庭成员的影响。家庭处理疾病的能力和资源如果能够得到支持，那么家庭便能够逐步地在日常生活中给予疾病一个适当的位置。

第二节　咨询与治疗程序

与家庭心理治疗相比，系统性家庭医学心理治疗有几个不同之处（见表2-1）。

两者最主要的一个区别是，在系统性家庭医学心理治疗中，功能失调的行为模式被认为主要是对疾病负担的反应，而不是对交流性家庭病理学的表达。许多家庭在被建议接受心理治疗时仍然感到耻辱。治疗师的说法是，严重的疾病会给所有家庭都带来巨大的负担，因此，最好从一开始就请家庭专家来帮忙应对疾病，这或许能够帮助家庭降低获得相关支持的门槛。

表2-1 家庭心理治疗与系统性家庭医学心理治疗的差异

家庭心理治疗	系统性家庭医学心理治疗
与无法处理或不能充分处理问题的家庭一起工作，中心问题是家庭成员之间的关系	与无法应对或不能充分应对疾病的家庭一起工作，中心问题是疾病及其对家庭成员的影响
治疗焦点是，促进互动模式的改变	治疗焦点是，为应对疾病的能力和资源提供支持
主要目标是"揭示"	主要目标是"支持"
家庭"决定"任务	疾病"决定"任务

因此，系统性家庭医学心理治疗应该是支持性的，

而不是揭示性的，要为家庭成员应对疾病的资源和能力提供支持。通常而言，对于一切严重的疾病，治疗师都应当提供家庭医学治疗支持。以下将介绍家庭医学治疗实践所涉及的治疗技术及其应用（Helmich，Helmich，Hendrischke & Sturm，2006）。

第三节　病史

美国家庭心理学家Susan McDa-Niel（1997）建议治疗师通过17个问题来了解一个家庭是如何经历严重疾病的：

- 你认为是什么引起了你的不适？
- 为什么你认为它是从这个时候开始的？
- 你认为这种疾病对你有什么影响？
- 你的疾病病程会是长的还是短的？

· 导致你生病的主要问题是什么？

· 你在患上这种疾病时最担心的是什么？

· 你认为你应该接受什么治疗？

· 你希望从这种治疗中获得的最主要结果是什么？

· 你预计会出现并发症吗？

· 你的家人有哪些疾病经历？

· 有没有其他家庭成员患过和你现在相似的疾病？

· 你或你的家人上次是如何从疾病中恢复过来的？

· 什么会使你的疗愈过程复杂化？

· 你认为你的人生是值得的吗？

· 你认为家庭责任的分配应如何根据患者的疾病而改变？

· 如果患者有需要，那么哪些家庭成员将负责护理或为患者提供特殊帮助？

· 如果这种疾病被诊断为慢性疾病或可能发展为慢性疾病，那么每个家庭成员都有什么长期计划来应对这个问题？

第四节　诊断的传达

如何传达诊断结果是非常重要的，这不仅对患者和家属应对"坏消息"有重要意义，而且对医生和家属之间信任关系的进一步建立非常重要。

需要注意的是，在开始讨论之前，治疗师应该问自己以下问题：

· 我在技术上和心理上是否为这次谈话做好了充分的准备？

· 我想告诉他什么，该如何告诉他？

· 其他人（如亲属、护士、同事）的在场是否有利？

·我在哪里可以找到一个安静和不受干扰的谈话氛围？

·我该如何避免时间压力？

·除了坏消息之外，我还能传递哪些积极的信息（例如治疗方案、自己的积极经验、进一步联系的机会、谈话等）？

尽管被告知一个可怕的诊断结果对人们来说可能是痛苦和沮丧的，但当人们在这一过程中感受到同理心和支持时，可能会有不同的体验。在某些情况下，同理心和支持可能是建立一种特殊的信任关系的基础。

第五节 信息和心理咨询

在严重疾病初期，患者及其家人对相关信息的需求是最大的。家庭成员不仅会从医生那里接收到关于疾病和治疗的信息，也会从非专业媒体和其他人士那里接收到相关信息，并会查找文献，通过互联网自发地进行研究，以获得更多消息。随之而来的信息过载会使情况变得非常混乱并且造成不可预测的影响。对于治疗师来说，向患者及其家人询问他们的信息状况是有意义的，如果有任何悬而未决的问题，可以寻求其他治疗师的协助。

在接下来的过程中，治疗师应确保与疾病相关的人获得了他们所需要的信息，然后积极地提出进一步的问题。

第六节　处理防御态度和负罪感

如果患者的家人在谈话中出现了不利的应对策略，我们不建议治疗师立即将其视为功能失调的行为。对家庭成员来说，更公平的做法是强调那些成功的事情。他们通常已经知道自己在哪些地方可以做得更好，但他们还没有找到恰当、可行的行为。让家庭成员有时间来处理他们需要面对的状况是非常重要的。即使患者或其某一位家人在某些阶段倾向于"退出"，这也应该被认为是当前最好的处理办法。当患者及其家人听到对"正常行为"的评估取决于情况的严重程度和持续时间，且这样的评估只能由处于类似情况的人做出时，他们往往会感到宽慰并放松下来。

第七节 促进沟通

在应对疾病的过程中，每个家庭都会发展出某些"模式"（Luhmann，1988），这些模式包括家庭成员如何围绕疾病相互作用、如何进行关于疾病的沟通，等等。

　　Madsen（1992）在一项对遇到治疗困难的患者进行的调查中描述了患者配偶与家庭医生沟通的模式：虽然患者认为他的疾病（客观上很严重）不是问题而且在主观上无法控制，但其配偶认为患者的健康状况相当危急，并且严重影响了自己的生活。

　　这导致患者与其配偶在互动中遇到困难，并且让他们不同的立场得到了巩固。医生如果积极支持配偶的立场而反对患者，便介入了夫妻之间的对抗，这通常有可能进一步强化患者轻描淡写病情的行为。在这种情况下，我们的建议是，不要问"为什么这个患者不遵循我们的建议"，而是问"是什么阻止了这个患者按照我们的建议行事"。

第八节　保持沟通

　　家庭成员之间沟通的重要性不仅体现在严重疾病的

初始阶段——在应对疾病的整个过程中，我们都应当重视和加强沟通。在许多情况下，家庭成员之间的沟通存在一些问题，例如，患者和其家人都希望通过隐瞒他们对疾病严重程度的了解来保护彼此。然而，家庭中每个人都能感觉到的未表达的东西会发展成幻想和恐惧的种子，导致沟通受阻，困难重重。如果家庭成员能够尽早获得勇气，打开自己，他们就可以很容易地相互分享他们的知识、恐惧和担忧。治疗师可以通过承认这些秘密的保护功能来支持这一过程，同时鼓励他们打开自己，并为其提供空间，例如组织家庭会议。

疾病的不同阶段总会带来新的挑战。为了应对阶段性的转变，家庭成员必须在事态发生变化时达成新的协议。做好准备去改变必须改变的协议可以减轻"又一次出了问题"时的负罪感——这对进展性疾病尤为重要。

患者、家人和治疗师之间的沟通问题是治疗过程中的常态，而不是偶然。在患者和家人方面，这主要源于对卫生系统的不良经验；在治疗师方面，这往往是由过度劳累引起的高度紧张和压力造成的。治疗师如果能考虑到患者及其家人的主观疾病理论和信念，则有利于促成令人满意的疾病处理结果。在一些情况下，心理咨询师的在场可以促进沟通，促进医生、患者及其家人之间的讨论。这当中有非常实际的原因：在与医生的交谈中，患者及其家人往往非常紧张，因此他们很难正确地理解所谈论的一切。在这种情况下，心理咨询师可以通过自己的询问提升谈话内容的清晰度和透明度。另外，咨询师可以在与患者和其家人的进一步接触中参考所谈论过的内容，并在必要时进一步做出澄清。

第九节　损失视角

Riedesser在一项大型研究（1999）中发现，如果父母双方或其中一方患有重病，孩子经常会出现抑郁症状，如焦虑、注意力涣散、学习障碍、强迫性行为、转换性障碍、药物滥用、退行或过度适应，甚至自杀。

同样，患重病儿童的父母也负担沉重。根据Silver等人（1998）的研究，患慢性病儿童的父母中约有47%的人会出现精神症状。

与健康儿童的兄弟姐妹相比，患慢性病儿童的兄弟姐妹出现抑郁、焦虑或强迫症症状的可能性翻了一番（Cadman，Boyle，& Aofford，1988）。

疾病总会给家庭带来"受损"的经历，每个家庭成员的支持都应该得到充分的尊重。家庭内部对每个人所做的事情的承认和欣赏有助于"坚持下去"，并能在一定程度上对所失去的东西提供补偿。

从损失视角来看问题时，治疗师很容易就能说明关注"加油站"或"动力绿洲"的重要性。

第十节　平衡的应对

在与受疾病影响的家庭一起工作时，治疗师可以通过一种模式（见图2-2）向他们说明如何以适当的方式带着疾病一起生活。

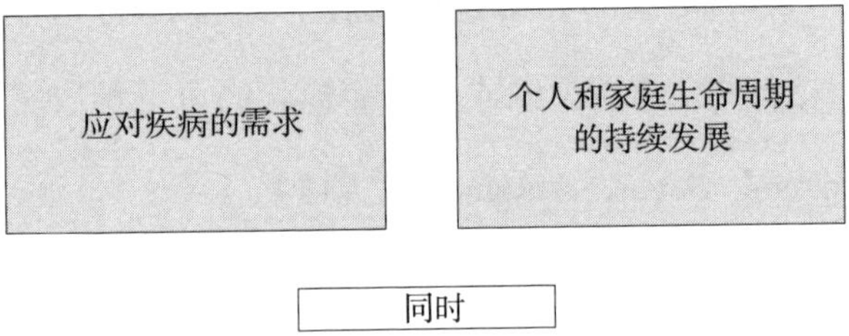

图2-2　平衡的应对

此处，"平衡的应对"意味着一方面对疾病的需求做出反应，另一方面对个人和家庭生命周期的发展做出反应。

与家人谈论负罪感和羞耻感并不罕见——这些感受常常会被人们排除在外。对这些感受的开放性讨论可以帮助人们接受它们，进而使它们得到缓解。

▷▶ **案例研究 5**

案主是一个6岁的男孩，他9岁的哥哥被诊断为膝盖以下患有骨瘤，必须进行手术。不久，这个6岁男孩发生了严重的退行，并由此发展为行为异常。父母渐渐才知道，他认为自己是导致哥哥生病的罪魁祸首——几周前，他在踢足球时，狠狠地踢到了哥哥的腿。

第十一节 有益的比喻

除了本书前面提到的关于人们幸福与否的比喻之外，把疾病作为不速之客的比喻也适用于与家庭的交流：

"好像突然有人打开了房门，冲进了房子，站在客厅中间大喊道：'啊！现在我来了！我不会自愿地离开这里！如果你们现在不听我的指挥，不照我说的做，我就会伤害你们中的一个，甚至让他死掉！'这位不速之客坐在客厅里，让全家人为他服务——全家人在一定时间内当然也只能为他服务。从长远来看，我们必须考虑如何设法把这位不速之客赶出客厅——也许可以把他转移到客房，因为他在那里可以吃喝，也可以上洗手间，但他不再决定整个家庭的生活，也就是说家庭成员们可以继续正常生活了。"

　　将这个比喻与家庭所居住的房屋或公寓的平面图联系在一起使用会得到更好的效果。然后，全家人可以一起考虑疾病适合被放置在哪里、哪些人能注意到它的存在，以及哪些人可以以何种方式影响它。

　　这种与家庭的合作效果明显，能够通过对"元层面"[①]这个概念的接受，使控制感和自我效能感得到增强。在

————

① 社会学理论的元层面（meta-stratum）是指对直接建立在元事实基础上，进行社会学元问题思考和研究的理论层面。它是以个人和社会两大元事实为基础，延伸出的元问题、元预设、元命题和衍生性预设等各组成部分，形成具有逻辑性结构关联的理论层面。社会学理论的元层面也就是社会学的元理论。（郑杭生，杨敏，《论社会学元问题与社会学基本问题：个人与社会关系问题的逻辑结构要素和特定历史过程》，2003）——译者注

理想的情况下，以游戏的方式面对威胁——即使只持续短暂的时间——也能减轻压力情境带来的不良影响。

第十二节　家庭雕塑和家庭轮盘（小物件技术）

这两种系统性的方法为"疾病"这一"沉重"的主题提供了相当有趣的工作方法（Schlippe & Schweitzer, 1996）。

家庭雕塑

这种技术最初是从心理剧中发展起来的，让治疗师可以通过"同时性"[①]和"递归循环"[②]来描述相互关联

---

① 同时性一般是指两个或两个以上的事件在同一时刻发生。某观察者若发现两个事件同时发生，则称这两个事件"对于这个观察者"具有同时性。不过对于其他观察者而言，这两个事件却不一定是同时发生的，因此"同时"并非绝对的物理概念。[《物理学名词（第二版）》，科学出版社，1996]——译者注
② 递归循环是指不断重复别人的话或经历从而产生循环。——译者注

的过程，进而呈现出家庭系统的复杂性。家庭雕塑是一种体验感很强的工作方法，可以说是一种非语言的（行为）技术，它的应用可以超越社会角色和与之相关的知识壁垒，超越患者的年龄和他们的问题。

一个"雕塑者"，例如兄弟姐妹中的一员，可以自发地为家庭的其他成员形成一个雕塑，比如，把他们一个接一个地放在一个地方，如一个可用的空间中——空间中的距离反映了他们之间的情感亲疏。此外，他可以给每个家庭成员设置某些特定的面部表情、手势和姿态，也可以给每一位成员设置在家庭中的位置和行为的特征；他可以呈现疾病暴发之前的家庭状况，也可以呈现现在的家庭状况。然后，每个家庭成员都可以在自己被放置的位置上表达自己的思想和感受以及自己感觉到的原本的位置与形态。在雕塑中，我们应该考虑的问题有：疾病可以被放置在哪里？我们可以用椅子或其他符号来代表疾病吗？每个人需要做出怎样的改变才能让自己感觉更舒服？改变的第一步应该是什么？

家庭轮盘

这是德国汉堡系统性研究所的Kurt Ludewig于1978年开发的一种面向以系统为导向的家庭治疗从业者和研究人员的辅助工具。其目的是对家庭过程的多样性做出梳理，并将其合理地简化为易于沟通的描述形式。家庭轮盘可以说是微缩版的家庭雕塑，其工作方式类似于棋盘游戏。这种工作方法用小型物件作为象征，通过小物件在轮盘上的排列，形成一个沟通的层面，使排列者可以获得不同的视角。在排列轮盘时，个人和家庭可以用木板上的木制人偶来呈现家庭成员及彼此之间的关系。

第十三节 资源表

"资源表"适用于与家庭一起工作时对个人和家庭资源的开发。

表2-2a 资源表

请在表格上勾选当前相应资源的使用情况，其中1表示几乎不使用，10表示最大程度地使用。

资源	1	2	3	4	5	6	7	8	9	10	符号代表	身体的代表

　　下面的表格是治疗师与14岁女孩Tatjana一起完成的。Tatjana的母亲患有转移性癌症，已经接受了两年的治疗。

表2-2b　资源表

请在表格上勾选当前相应资源的使用情况，其中1表示几乎不使用，10表示最大程度地使用。

资源	1	2	3	4	5	6	7	8	9	10	符号代表	身体的代表
姓名：Tatjana Schmidt 日期：2010年10月2日												
家庭									×			心脏
持续拥有的资源					×							前臂
创造力				×								腹部
音乐				×								心脏
体育					×							大腿
勇气							×					胸部

下面案例中的对话展示了如何使用资源表：

▶▶ **案例研究6**

治疗师：我想和你一起看看你可以支配哪些资源，也就是你能调动哪些力量源泉。请想一想，在你的生活中，是否曾经有过某段艰难的时期，而你已经很好地度过了。

患者：这让我想起了我们三年前搬家的时候。一开始我很不开心，也不喜欢去新的学校。

治疗师：很好的例子！那么你觉得，是什么帮助你度过了这段艰难的时光呢？

患者：首先是我的家人。我的父母花了比平时更多的时间陪伴我，和我一起考虑我可以加入哪个体育俱乐部；我的大哥在结识新朋友的时候也带我去见过他们一两次。

治疗师：你认为你的家庭中有什么东西是你重要的资源或力量源泉吗？

患者：……我把它们写在表格的第一个方框里吧！

治疗师：好的，还有哪些资源对你有帮助呢？也许是你的特质或爱好？

患者：特质……也许是我的耐力！我真的咬紧牙关，挺过了这段艰难的时光。也许还有我的创造力，因为，我不得不想出一些真正的新点子——我在新学校建议成立一个跑步小组并把它组建了起来，在那里我结交了一些朋友。

治疗师：我应该在你的资源表中加入耐力和创造力吗？运动对你来说也是力量的源泉吗？

患者：是的，把它们都写进去。音乐也很重要，我演奏大提琴，这对我度过这段困难时期也有很大帮助。

治疗师：好的，现在我们这里还有一行——你能再想出一个曾经帮助过你的力量源泉吗？

患者：我认为我的勇气对我来说也是一个很好的力量源泉。

治疗师：好的。现在你可以考虑一下，你目前在多大程度上使用这些资源来支持自己面对家里的困境，10意味着你最大程度地使用它们，1意味着你几乎不使用它们。你觉得，你的情况应该在介于两者之间的哪个位置呢？

接下来，我想请你为你的每一个资源想出一个符号代表它们。你回到家里后可以在一张大纸上画出这些符号，这样你就可以很容易地看到它们……

现在请你感受一下，你的这些资源处于你身体的什么位置……

对有些来访者来说，无论是象征性的符号代表还是作为身体治疗途径的身体锚定①，在治疗的开始阶段都是难以适应的。然而，经验表明，这些方法能够促进资源的获取并提高资源利用效益。

第十四节 时间线

一种非常可行的方法是使用时间线进行工作（Nemetschek，2006；Retzlaff，2009），以提高人们对生命之流的认识——人们在困难和艰苦的时期往往会失去这种觉察。借助彩色线绳以及想象力，我们可以在空间中呈现出对过去、现在和未来的象征，来访者可以沿着这些具有象征意义的线绳移动，向前看或向后看；可以设置一些符号，例如可以用曲线标记"困难时

---

① 身体锚定是临床上常用的一种转移注意力的方法，主要是指将注意力锚定在自己身体的某个部位或某种行为上。——译者注

期"；还可以添加卡点或资源的符号等。治疗师可以这样提问：

·如果你现在所处的位置是当下，那么当你回顾过去时，你看到了什么？

·哪个时期是你最困难的时期？当时你使用了哪些资源帮助自己？

·如果你现在展望未来，你认为一年后你会在哪里？五年后你会在哪里？十年后你会在哪里？有哪些会发生改变？你五年后的梦想是什么？你自己的哪些资源以及你家庭的哪些资源可以帮助你达成这个梦想？

第十五节　家谱图

在大多数情况下，患病最初阶段的经历，包括恐惧、不知所措，以及从出现症状到确诊过程中与治疗师、提供帮助者和医疗保健系统打交道的经验都是非常重要的，它们标志着患者及其家人与疾病世界的第一次接触。治疗师可以把委屈和恐惧作为主题展开讨论，从而了解一个家庭是如何承受疾病和疾病所带来的后果的。人们对疾病的行为反应通常基于他们自己的经历或重要相关者的经历。这些重要的相关者具有榜样的作用，能够告诉人们，在患有疾病的情况下，什么行为似乎是恰当的。因此，家庭医学治疗中的家谱图作为关于家庭疾病的跨代际信息集合，具有非常重要的意义。它能够使家庭的可利用资源外显化。每个家族都曾经面对严重身体疾病、痛苦和危机，并有着处理相应问题的经验。疾病特异性家谱图（见图2-3）能够把这些宝贵的经验提供给家庭和治疗师。

疾病特异性家谱图主要以症状为导向，而不是以关系为导向。它可以非常详细，包含关于姓名、出生或死亡、结婚、分居、离婚、职业、疾病、人物关系等的大量信息，但也可以根据不同的目的，仅涉及家庭结构和少量基本信息。疾病特异性家谱图专注于疾病的经验和疾病管理的模式，而不会对疾病对关系的影响做出明确说明，除非患者及其家人提出要求。疾病特异性家谱图主要关注与疾病和健康有关的基本理念，这些理念是在一个家族中世世代代形成的。我们特别感兴趣的是，家族在面对疾病时有哪些实践行为和哪些解决问题的办法。疾病特异性家谱图探索家庭中与疾病相关的当前行为和应对传统，支持患者慢慢地表达家庭压力和痛苦，并最终让患者能够面对这些情绪，进而接受这些情绪（McGoldrick & Gerson，1990）。

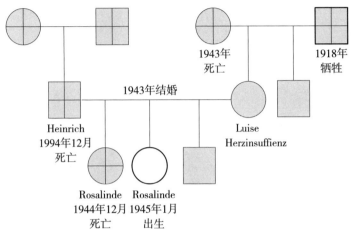

图2-3 疾病特异性家谱图示例

▷▷▶ **案例研究7**

上图是出生于1945年的Rosalinde的家谱图的一部分。Rosalinde是一位患者，在2002年因下腹部严重不适而向她的家庭医生寻求止痛药。当时，她和弟弟已经为他们92岁的母亲Luise做了两个月的重症护理。医生怀疑她的症状与为母亲做重症护理造成的压力过大有关，因此强烈建议她更多地保护自己，并寻求门诊护理服务的支持。她拒绝了医生的建议，因为她的母亲不想被"陌生人"照顾。家庭医生建议她和她的兄弟一起与他进行一场谈话。谈话的主题是如何进一步安排护理工作和当母亲病情恶化时如何应对。

在那次谈话中，医生高度赞扬了这个家庭出色的模范行动。这位医生受过心身保健方面的训练，因此建议他们绘制一个小型的家谱图，以便更好地了解事件的背景。于是，这对姐弟告诉他，尽管他们的母亲遭受了命运的巨大打击，但仍然一直在努力地支持着这个家庭。在第二次世界大战中，这位母亲在逃难中失去了她心爱的第一个孩子（女儿，死于白喉），当时她正孕育着第二个女儿，已经有八个月身孕了。她的丈夫当时在战场上，她的母亲在一年前去世了，所以她在那段时间里几乎没有得到任何支持。在第二个女儿出生时，她已经完全不堪重负了。她给二个女儿取了与不久前去世的第一个女儿相同的名字：Rosalinde。她一直很难与二女儿建立亲密的关系，直到三年后小儿子出生，她才再次感受到并表现出积极的情绪，但这也导致了二女儿和小儿子之间激烈的姐弟竞争。

Rosalinde的母亲十分认可女儿对她的自我牺牲式的照顾。这使患者第一次与母亲建立起了亲密的关系，但同时，这导致了患者对自己边界的忽视。

在这次谈话之后，家庭医生了解到了这个家庭的动力，并再次建议他们每周至少为母亲安排两次门诊护理服务。这一次，由于患者能够讲述自己的故事，情形发生了变化——她可以接受家庭医生的建议了，她的弟弟也表示同意。几周后，那位母亲在家人的陪伴下去世了，而Rosalinde的下腹部只有轻微的不适。

在这个案例中，家庭医生怀疑患者的不适是对母亲的重症护理所造成负担的反应。虽然这个怀疑是正确的，但他仅仅以简单的建议作为第一次干预的形式是不够的。患者——作为一个女儿——当时觉得，让陌生人帮忙照顾母亲是自己失败的表现，因此，她对自己为母亲做护理导致的压力过度的反应在躯体化中升级了。当家庭医生给患者和她的弟弟提供时间和空间来详细讨论事件的情况时，他在家谱图的帮助下了解和理解了他们的动机，进而表达了对他们的欣赏。这也使患者变得愿意接受支持了。

第十六节　多家庭对话团体

"多家庭对话团体"，即多家庭团体，是一种以家庭为导向的心理社会干预形式。这种形式在美国和英国多被用于对精神疾病和慢性疾病的治疗，近年来也在德国得到了推广（Ochs & Altmeyer，2006）。

团体通常由四到六个家庭组成。团体的设置通常是所有的家庭成员（患者、患者的父母和兄弟姐妹）都可以参加。有时，工作会在两个平行的团体（一个父母团体和一个子女团体）间单独开展——例如在处理困难的问题时，必须维护家庭子系统的边界。事实证明，这对年幼的儿童尤为有效。然而，在平行的团体活动中，有个别活动（例如角色扮演）是与父母和孩子一起进行的。多家庭团体有别于其他跨家庭活动，例如家长会活动，或者纯粹的儿童聚会或兄弟姐妹的团体。

多家庭团体的时间安排也有特别之处。有些多家庭团体每周、每两周或每月会举行两个小时的晚间活动。

另一种安排是在周六下午举行团体活动（例如连续三个周六下午，每个下午四小时，含休息时间）或在某一个周末举行。父亲们会更愿意在周末参加多家庭团体。

多家庭团体的概念是以心理教育和家庭医学短期治疗方法为基础的。因此，重点是有结构地传授关于疾病的发展过程和管理的生物-心理-社会知识。还有一个重点是以资源和解决方案为导向，针对所有家庭成员的需要和能力进行工作。

尤为重要的是，在多家庭团体中可以进行知识传递和能力支持——这不仅仅是出于经济原因。就像你可以单独邀请几个患者组成一个团体并处理在你经验中反复出现的问题一样，建立一个以家庭为单位的团体也是一个好主意。首先，知识可以以更经济的方式传授给家庭成员；其次，在这样的团体中，家庭成员可以体验到他们并不孤单；最后，他们可以相互学习。

第十七节　联结

在完成紧急情况下的治疗后，最好安排该家庭在六个月内再进行一次后续对话。这种方法为家庭提供了一种联结的感觉，让他们产生兴趣，并使他们在出现新危机的情况下能够比较容易地再次寻求治疗师的支持。组织自助团体和参与多家庭团体有助于构建一个促进联结的网络。

第十八节　总结

系统性家庭医学心理治疗的目的是：

（1）让患者更好地应对疾病或残疾；

（2）减少因疾病改变的生活方式所引发的冲突；

（3）改善患者及其家人与相关治疗师的沟通；

（4）促进对无法治愈的医疗问题的接受；

（5）为生活方式的必要改变提供支持。

为了达成这些目的，系统性家庭医学心理治疗使用了一系列系统性的方法、技术和设置，从而帮助家庭顺利将疾病或残疾有意义地融入日常生活。

THREE

系统性家庭医学心理治疗中的合作

要成功完成复杂的医疗护理任务（如诊断、治疗或为重症及慢性病患者提供咨询和心理治疗）需要跨学科的合作（Hendrischke et al., 2001）。这包括医学专业治疗师和社会心理学专业治疗师之间的合作、治疗师与患者、来访者及其家人的合作，以及治疗师与来自自己学科领域以外的同事之间的合作（Hendrischke & Kröger, 1997, 2000）。除了应对不确定性（例如需要面对某项复杂的任务）之外，对合作伙伴的信任以及为共同的目标做出适当贡献的意愿是成功的先决条件。这种信任的建立和提升主要是基于长期合作——一起应对共同任务、彼此之间的密切配合，以及相互尊重的关系。因此，咨询和接管协议减轻了所有相关者的负担，尤其是受影响的患者和来访者，这使他们感受到在综合护理中能够获得更多的护理和照顾。

合作工作结构的发展和培训需要时间、耐心和对彼此工作环境的开放态度。当彼此的工作领域之间没有太多联系并且只能一次一项逐步推进工作时，这一点就更加重要了。

在医疗保健领域，已经有了许多合作模式，这些模式多年来得到了验证，在近期更是得到了政策的支持（如综合护理模式、医疗中心等）。

医护人员和心理社会治疗师之间的合作往往是一个很好的范例，类似的还有同类专业群体（例如不同的护理领域）之间的合作等。很明显，对于那些不仅患有身体疾病还存在心理社会问题——例如抑郁障碍、焦虑、躯体化障碍、成瘾性行为，以及对急性或慢性身体疾病的应对缺陷等——的患者群体来说，这种合作对于身体疾病的归因和治疗具有持久的重要的意义。诸如慢性疼痛综合征患者、心血管疾病患者、代谢紊乱患者或心身疾病患者等，他们所面临的复杂生物-心理-社会问题需要一种多学科的诊断和治疗方法——这有助于对不同程度的生物-心理-社会问题进行鉴别诊断和分类，并启动和实施有区别的治疗步骤（Katon，1995）。

第一节 合作如何成功？

在医疗保健领域，当一个人的专业能力不足以治疗患者或来访者而需要更多的同事参与治疗时，合作的可能性最大。然而，在登记制度特别森严的机构中，这很容易导致治疗师之间的竞争。在医疗领域中，这种现象表现得更加明显。例如，次数众多的重复检查。几个治疗师在患者的"正确诊断"或"最佳治疗"方面相互竞争的这种行为往往受到个人利益的驱动——巩固或者至少是维持自有资源。

如果所有的治疗师都想凭一己之力达到相同的目标（无论是帮助患者恢复健康还是让其保持自己的能

力），那么他们很快就会出现相互的封锁和对抗。

第二节 并发性生物-心理-社会问题中的合作

目标越复杂，对跨学科合作的需求就越高。如果简单的、预先确定的解决方案对患者或客户来说还不够，以至于没有达到治疗的预期效果，那么我们必须使用更复杂的治疗设置，让更多不同的治疗师加入——复杂的问题需要复杂的解决方案。在健康问题领域，如果相似的原因引发了不同的结果（即处于并发性的关联中），就需要合作（Kröger et al., 1998）。如果饮食调节和药物治疗可以使糖尿病患者的血糖得到令人满意的控制，那么治疗师需要处理的就仅仅是一个线性问题——一个相似的原因可以通过一个相似的结果得到解决。这对许多患者来说是正确的，但不是对所有患者来说都是正确的。

对于一些患者来说，尽管他们接受了恰当的诊断和治疗，但仍无法获得预期治疗结果——在他们身上出现的是非线性的动力。因此，如果诊断和成功治疗之间存在的联系并不简单，就会出现复杂的治疗问题。例如，如果一位癌症患者拒绝接受医生建议的能够挽救其生命的化疗，并给医生带来了无法解决的治疗问题，那么解决方案就会高度依赖于关联性——这与以非线性为特征的复杂问题一样，因此需要所有参与者的合作。

医疗保健领域的合作需要参与者们的灵活性和丰富想象力。通常，他们必须克服专业领域的局限性，也必须克服门诊或病房护理领域的局限性（Schweitzer，1998，2000）。在日常生活中，各个专家给出他们的诊断和治疗评估，必要时，他们会分别根据自己的评估进行治疗，或将患者转介回最初的诊疗医生。如果患者能够合作并配合采取适当的医学措施，这种类型的治疗会是非常有效的，通常会为治疗带来成功的结果（这一点已得到验证）。但是，如果患者应对疾病的行为不符合医生的期望，例如不能按时服药、无法严格遵守饮食规定或坚持错误的疾病处理方案，那该怎么办呢？如果诊断或治疗对患者来说毫无意义，或者治疗结果对患者来说毫无意义，又该怎么办呢？如果患者拒绝接受医学上必要的治疗步骤怎么办？

为患者的利益而进行的合作，似乎有必要将额外的心理社会功能纳入治疗系统中，也就是说，接纳与整合那些非躯体治疗专业的、具有并发性治疗问题相关专业知识的治疗师。现在，这个问题的心理社会层面在疾病的治疗过程中起着决定性作用。如果所有相关人员都参与到治疗过程中来，我们就可以在这种整体化的背景下理解医学症状，并且从心理社会问题层面对其进行解码，而不再是单一地以医学为背景寻求解决方案。

第三节 机构层面的合作

对医疗保健系统服务的过度使用或过少使用，往往反映了患者或来访者、治疗师、支付方之间的关系。

在这个复杂的生物-心理-社会系统中，没有一个人能够面面俱到。因此，合作关系是必要的，但这种合作具有不同的强度。以下的分级模型将从合作密度和机构的合作潜力方面对可能的合作水平进行描述（Doherty，1995）。简单的解决方案通常不适用于并发性问题，疾病的严重程度往往决定着对系统合作能力的需求度（Seaburn et al.，1996）。

第1级 最低限度的合作

患者的治疗师们在不同的部门工作，他们彼此之间关于同一个患者几乎没有任何联系。同一个患者的治疗师之间几乎没有接触，他们与心理社会服务部门也缺乏联系。不同科室分别进行的X光会议或手术会议的学科间联网程度较低。治疗师的团队认同程度很低，他们的合作方式主要是线性的知识转移，而缺乏系统性的非线性相互作用（如沟通）。这些方法在重症监护领域的常规过程中也被证明是有效的。然而，随着问题复杂性的提升，如果没有所有治疗师参加的会诊会议所做出的约束性安排，就很难避免信息收集和传递的缺陷。这样可能会导致次优或无效的治疗措施。

在这样的合作模式中，具有医学或心理社会性质（常规）问题的患者可以得到充分的治疗，他们的生物-心理-社会交互作用和依从性问题很少。

第2级　远程合作，独立诊疗

患者的治疗师们来自不同的独立系统和独立部门，会定期或偶尔就共同的患者而进行接触，但主要是通过电话和邮件。在这一级中，责任和决策这两个部分是分开的。不同专业的治疗师彼此相辅相成，但他们各自在不同的领域里工作，很少了解对方的知识背景，也很少分享共同的责任和相关能力。

这种合作模式有制度化的转诊（例如咨询服务，从全科转诊到专科医生），适用于有轻微生物-心理-社会问题的患者。如果躯体治疗或心理社会治疗失败，可能就意味着治疗措施无效。

第3级 相关服务领域的合作

患者的治疗师们在不同的部门工作，但隶属于同一机构。他们会定期就共同患者病情相关的信息进行交流——通常是通过电话或邮件；由于距离不太远，他们有时也会见面沟通。每个治疗师都很尊重与自己专业不同的同事，都认为自己是团队的一员——不过这个团队几乎没有明确的定义，也没有共同的语言，而且治疗师们对不同的专业领域没有更深入的了解。由于缺乏系统性的合作，他们之间往往会出现误解。

有些患者有中度生物-心理-社会问题而不时需要与心理社会专家进行直接接触，他们在这种类型的合作中会得到很好的照顾。

这种类型的合作也适用于康复中心、社区诊所或拥有多个专业治疗小组的诊所——它为调整复杂的治疗计划带来了便利，但不太适合有严重生物-心理-社会问题的患者或需要持续的疾病管理的患者。

第4级 部分集成系统中的密切合作

患者的治疗师们共用一个空间并共享一些结构，例如工作时间表的设计。每个治疗师都会定期与共同的疑难病症患者单独接触，然后进行会诊并调整治疗计划。除了需要具备对不同的专业角色和文化的认同外，他们还要有关于疾病起源和必要治疗步骤的复杂生物-心理-社会联系的共同知识。治疗师们作为团队成员能够感到与生物-心理-社会指导原则的关联。但他们很少为团队本身服务，而主要以患者为中心开展活动。在这种类型的合作中，医疗决策者的影响占主导地位。

这种类型的合作对于有严重生物-心理-社会问题或

并发症的患者是有效的，主要适用于早期护理和康复部门、专业中心或诊所（例如姑息治疗中心、疼痛诊所、临终关怀中心、肿瘤中心）、社区诊所和咨询中心。患者能够得到很好的治疗——只要他们不引起团队内的紧张（例如在应对复杂状况时，不同领域的成员可能会被卷入竞争关系）。

第5级　完全一体化系统中的密切合作

患者的治疗师们共享空间和想法，并且将自己视为生物-心理-社会系统中的一部分，能够理解自己和其他同事的专业角色和文化。治疗团队会定期举行会议，讨论患者的病情和团队内部流程。整个团队会有针对性地尝试平衡决策的过程，建设性地（例如借助反移情分析的手段）帮助患者面对恐惧和无能为力的感觉。

这种密集的跨学科的合作适用于治疗具有复杂生物-心理-社会问题患者的专门的临床领域——心身病房或急症医院的日间诊所、烧伤病房、移植部门、体外受

精门诊、人类遗传学咨询中心、专门的咨询和治疗机构
（如"Pro Familia"中心）等。

　　在这种合作中，合作的边界问题可能会从团队的能
力水平上体现出来，也可能会在与其他系统的合作中体
现出来。合作能力是一种特质，它在系统性家庭医学中
是至关重要的。这意味着，在同事之间本着以生物-心
理-社会系统为重点的伙伴关系精神建立和发展合作模
式。这最终体现了患者所处领域中生物-心理-社会过程
的整合。

FOUR

生命周期中的
疾病与残疾

在本章中，我们将选取生命周期中的某些阶段，对疾病与残疾给家庭系统带来的影响进行重点介绍，然后结合案例研究进行解释。我们将概述各个阶段的特点，描述特定的挑战、适应要求和发展机会，然后分析疾病可能带来的风险，并简要介绍干预形式。每一个阶段都会有一个简短的总结。我们会就问题提出建议，偶尔也会做出提示。请注意：从系统的角度来看，只有在来访者需要建议的情况下，建议才有意义。治疗师应该事先确定这一需求，询问来访者："你想要我的建议吗？"此外，我们建议不应将"结果"伪装成"真理"，而应将其标记为"个人经验"和"评估的结果"。患者和治疗师之间的讨论，是专家与专家的会面——治疗师是治疗某些身体症状或心理问题的专家；而患者是他们自己生活的专家。这些专家要就"最好做什么"或者"最好不做什么"共同给出建议。

第一节　建立家庭的阶段

阶段特征

当一对伴侣决定建立一个家庭时，他们将面临大量的变化。一个有趣的问题是："建立家庭"是否总是包括生儿育女？

McDaniel等人（1990）认为，"家庭"指由一群彼此之间有着生物、情感或法律关系的人组成的社会单位。不能共同生育子女的同性伴侣、自愿或非自愿未生育子女的异性伴侣，或在年老时才住在一起的伴侣——这类关系中的双方组成的社会单位被定义为一个家庭。然而，通常的说法是，同居关系至少应包括两代人，即生下了孩子，才能被称为家庭——这正是我们在这里所讨论的家庭的定义。孩子的出生，对于父母而言通常是人生一个全新阶段的开始，这关系到更大的责任和更大程度的自立——可能需要选定生活地，做出职业定义，为伴侣关系做出约束性定义，就伴侣关系中的角色分配达成协议，独立于父母，放弃父母的支持和父母所提供的其他便利，以及管理自己的财务等，而且最重要的一点是，需要接受作为父亲和母亲的新角色任务。因此，这一阶段的主要特点有两个，一是承诺、责任和放弃，二是独立和新的开始。

阶段性挑战、适应要求与发展机会

挑战始于组建家庭的决定。对于伴侣来说，主要问题有：

· 希望新家庭是怎样的？

· 伴侣之间该如何分配职责？

· 双方与各自原生家庭的关系如何？

· 如何布置共同的居所？

· 对工作的重视程度如何，对共同休闲时间的重视程度如何？

· 每个人能保留的个性还有多少？

· 双方是如何应对怀孕的，孕妇的身体变化对共同的性行为意味着什么？

如果一对伴侣选择非传统的生活方式，如同性伴侣关系或婚姻，或者是重组家庭——由来自不同家庭的部分组成（例如，双方带着来自不同伴侣关系中的孩子组建家庭并决定共同生育更多孩子的伴侣），或者当领养或寄养的孩子加入一对伴侣或一个家庭时，就会出现完全不同的挑战。

关于孩子的问题主要有：

· 孩子是如何成长和发展的？

· 孩子如何使他的照顾者很好地照顾他？

· 如果这位照顾者不是特别敏感，孩子还有什么可能性？

第一个孩子的出生对所有参与其中的人来说都是一个过渡阶段。在一对伴侣的二人关系中出现了另外一个人，这个人的存在带来更多的身体（怀孕以及性生活）、心理（父母身份和责任）、经济（职业调整以及养育成本）、空间和时间等方面的变化。成为父母往往会引发人们对过去与自己父母生活经历的反思。他们有可能对自己的父母有了不同的理解，从而使过去的关系具有新的品质。第一个孩子的出生改变了家庭的代际结构：父母变成祖父母，祖父母变成曾祖父母，姐妹变成姑姑，兄弟变成叔叔，阿姨变成姨婆，等等。新的角色会带来新的体验。

在这个阶段里，伴侣要面对很多不同的选择。这可能涉及一些具体的问题，如居住地点、居住形式、生活重心、仪式和相互交往的方式、具体的养育方式等。同时，伴侣可能要面对某些风险，例如无法成功地从双人关系转换到三人关系，或者出现关系不平衡的问题（如母亲与新生儿的密切联系会导致夫妻关系的疏离，并可能导致嫉妒的感觉）。如果一对伴侣忽视了他们的伴侣关系，不注意保护亲密关系的发展空间，那么他们将会面临困境。如果一对伴侣还很年轻——甚至还没有脱离自己的原生家庭——就为人父母，他们的伴侣关系就可能没有足够的发展空间和时间。

疾病与残疾带来的风险

正如上文所述，对所有伴侣来说，生命的这一阶段都是以大量的变化为特征的，因此人们通常也需要大量的努力去适应，而疾病等额外的压力所带来的影响会格外强烈。如果生孩子的愿望不容易实现，这对一些伴侣来说会是一个很大的考验，而人工授精程序或领养程序的启动是一个不可低估的压力因素。在女方患有遗传性疾病的情况下，事情就更为复杂了——每次怀孕都有可能引起严重的疾病复发。

> **▷▷ 案例研究 8**
>
> 　　一位50岁的女士因几十年来反复发作的抑郁而进入心身治疗门诊。她说，她生下来就患有脑膜膨出，医生告诉她的母亲不要用母乳喂养孩子，也不要与孩子建立深刻的情感联结，因为这个孩子无论如何都只能活很短的时间。然而，这个孩子活了下来，但母女关系直到现在都很成问题。

　　即使在不受这种压力影响的情况下，夫妇各项指标是否正常、胚胎或胎儿是否健康等问题也非常重要。对伴侣来说，"生出一个残疾孩子"的恐惧或担忧往往是难以承受的，这样的情况可能会带来负罪感或指责，进而加剧终止妊娠的问题。

即便怀孕期间没有出现任何异常，在许多情况下，准父母仍然会极度依赖医疗系统，特别是妇产科医生。定期的预防性检查、生活方式和营养膳食的指南都起着重要作用。确保健康是重中之重。

▷▷▷ **案例研究 9**

一位42岁的女士为她的新伴侣怀孕了。在之前的一段伴侣关系中，她有一个儿子——现在已经20岁了。这个孩子患有严重的心脏缺陷。

这次怀孕几周后，她的胎儿被检查出多种畸形。因此她在医生的建议下终止了妊娠。几个月后，这位女士再次怀孕了，但她和她的伴侣都感到非常恐惧。

干预形式

在计划怀孕期间，医疗系统对人们特别重要，不仅在治疗方面如此，在预防疾病方面亦如此。

孕妇及其伴侣通常会在筛查过程中频繁地寻求医疗支持——主要是妇产科的支持，因此这是一个与准父母讨论如下问题的好时机：

- 你对为人父母的看法是什么？
- 其他家庭成员如何看待新家庭成员的到来？
- 是否存在担忧或某些特定的恐惧？
- 是否存在与怀孕有关的健康风险？

无论准伴侣之间的关系是良好的还是有问题的，我们都应高度重视"准父亲"的参与——父亲对孩子来说同样重要，这一点从一开始就要通过父亲自然地参与和对即将到来的新生命负责来传达给孩子。如果伴侣关系中充满冲突，则建议只聚焦于怀孕和即将到来的分娩，以及为未来的孩子准备一个良好环境的必要性。

在怀孕期间，治疗师需要关注以下事项：

（1）遵守常规的预防性检查；

（2）伴侣双方的超声检查；

（3）帮助伴侣双方绘制家谱图——特别强调关于怀孕和分娩经历以及遗传性疾病的内容；

（4）怀孕期间性行为的改变；

（5）其他家庭成员和朋友的支持；

（6）为母乳喂养或其他喂养方式做好准备；

（7）为可能的更多孩子的出生做好准备。

仅就这些事项进行沟通就可以减轻或消除伴侣们的恐惧和疑虑，并让他们更加明确在哪些方面还需要更多的信息。如果在怀孕期间出现并发症，重要的是，治疗师要在早期阶段以清晰易懂的方式告知这对伴侣，并向他们提供相关的（如行为方式和措施）所有必要信息。如果胚胎或胎儿出现明显的畸形或疾病，重要的是，治疗师应在这对受到影响的伴侣做出决定时陪伴他们，但不要试图为他们做出决定或开处方。治疗师还可以帮助这些伴侣与其他受到此类影响的人建立联系——无论是其他家庭，还是其他受到此类影响的个人，都有可能给他们带来帮助。

一个新生命的诞生是非常特殊的时刻，这同时意味着一个"家庭"的建立。如果这个事件成功地成为伴侣们的良好经历，它就是一种宝贵的资源。

但是，如果新生儿出现并发症或孩子有先天残疾，那么父母该怎么办呢？

Retzlaff在他的《家庭优势：残疾、复原力和系统性治疗》（2010）一书中给出了非常具体的建议：

（1）帮助家人更平静地处事；

（2）从身体方面认真地对待残疾，而不是忽视问题或将躯体问题心理化；

（3）父母应克制责备指责和不良情绪反应，如争吵或闹别扭，因为那样只会无谓地消耗力量；

（4）质疑过于僵化的观念，例如"我们的孩子必须是成功的"；

（5）帮助家庭面对那些不可避免的发展；

（6）尊重消极的态度和矛盾的情绪；

（7）抑制自己的拯救欲；

（8）提供有效的帮助；

（9）依靠家庭自身的复原力——家庭必须自己采取最重要的步骤。帮助他们自助比想要为他们承担一切更有意义；

（10）培养家庭对找到长期出路能力的信心；

（11）努力增强家庭的权能；

（12）向相关者提供信息并鼓励他们加入相关的协会或自助团体，这一点总是很重要。

总结

家庭在建立阶段的特点是"新的开始"和"责任担当"（如确定伴侣、地点、生活方式等）。在这个阶段，疾病或残疾会带来强烈的冲击，而巩固家庭系统并维持其稳定性、帮助他们提高对现有资源的认识、为他们提供信息、支持他们与专家及其他相关者建立联结等，都是对他们的重要支持。

第二节　子女未成年的阶段

阶段特征

对许多人来说，拥有未成年子女的家庭才是他们认知中的真正的"家庭"——这种家庭形象在广告中尤为常见。家庭在这一阶段的特点是，儿童对父母的依赖程度很高，儿童的照料必须由父母提供或组织。家庭中通常有着紧密的凝聚力，而且往往与原生家庭，特别是孩子的（外）祖父母保持着密切的联系。如何确保对儿童的照料，在很大程度上取决于社会条件。

　　例如，在德国实行父母育儿假之前，很少见到男人照顾孩子，这项任务一般由妇女完成。但在北欧国家，很久以来，都是由父亲们抚养孩子的，而母亲们可以继续从事她们的职业——这已经是很普遍的事情。在法国或比利时，父母双方通常都继续工作，而把孩子安置在托儿所。在德国，单亲父母的情况尤其复杂，因为他（她）必须同时承担养家和照顾孩子的责任——如果不能从自己的父母、其他亲戚或朋友那里获得帮助，或没有足够的经济能力来请保姆或帮佣从而获得来自外部的服务，那么这位抚养者的社会处境很可能会变得充满困难。此外，在许多家庭中，这一阶段的特点是：父母和子女之间的亲密度很高，他们有着一种特殊的亲密关系。一个人的发展和变化在他生命的最初几年是最迅速的，而参与和见证这个快速发展和变化的过程会带来许多欢乐。因此，未成年子女的成长和发展就是这一阶段的首要特征。孩子在这一阶段所得到的来自成年人的充分和良好的支持，为他们今后独立生活奠定了基础。

阶段性挑战、适应要求与发展机会

对于父母来说，问题主要有：

· 如何更好地支持孩子？

· 照顾和溺爱的分界线在哪里？

· 父母应该多严格？

· 伴侣关系需要怎样的空间？

· 孩子的（外）祖父母能给予多大的支持？

除了这些"常规"问题之外，还有其他的小"干扰"：

· 如果孩子不想吃饭或睡觉，该怎么办？

· 如果孩子出现尿床，表现出分离焦虑、多动行为，或不能与其他孩子融洽相处，那该怎么办？

· 如何应对发育迟滞？

许多家庭可以很好地解决这些大量涌现的问题，获得进一步的发展。

孩子也有必须面对的问题：

· 如何适应幼儿园和学校？

· 如何交朋友？

· 如何知道哪些爱好适合自己？

· 如何对待自己的兄弟姐妹？

对于一个完整的家庭而言，主要的任务是构建家庭的发展基础，例如礼仪和仪式，以及家庭能够被外界感知到的"形象"。如今，虽然仍存在一些非常传统的家庭——从上一代人那里继承家庭规则，但更自由的家庭形式正在增加，例如单亲家庭或重组家庭等，因此也出现了许多更现代的生活方式。

疾病与残疾带来的风险

1. 子女的疾病与残疾

如果子女在未成年阶段生病或出现残疾，他们通常会更加依赖父母，他们对照料的需求也会大大增加。这会对家庭结构产生影响，并可能导致：

（1）在家庭中建立密切的关系和牢固的联结；

（2）隐藏的冲突被公开或出现新的冲突潜力；

（3）具有威胁的家族历史-多代际模式变得清晰。

2. 父母的疾病与残疾

如果父母中的一方和患者的角色重合，而未成年的孩子还需要人照顾，就会给患者的伴侣和孩子以及整个家庭都带来负担。

对于在医疗保健系统工作的人员来说，需要关注或询问的重点问题有：

·患者有孩子吗？

· 患者是否自发地谈论到孩子？

· 在治疗期间谁来照顾孩子？

· 孩子是否会根据其年龄被告知病情？

· 家庭是否有针对疾病发作的应急计划？

除了为孩子提供必要的照顾外，重要的是使用他们可以理解的语言，尽可能通过游戏的方式，向他们解释父亲或母亲的疾病和相关变化。

干预形式

Ollefs和von Schlippe（2003）描述了患有支气管哮喘病儿童的家庭中的模式，他们推荐使用从Kantor和Lehr（1977）的经典家庭治疗模型中衍生出来的方法和途径来对家庭模式进行调查。他们认为在家庭生活领域中存在三个"接触维度"，治疗师从这三个维度入手可以很容易地开始对话。

（1）空间——关于家庭生活空间的问题；

（2）时间——关于患者和家庭成员共同时间的分配，以及关于未来的愿景、幻想的问题；

（3）能量——关于能量"消耗"和"补充"的问题。

此外，Kantor和Lehr还制定了三个"目标维度"。这些维度更加复杂，适合在已经建立了明确的治疗性接触的情况下应用。

（1）情感——试图捕捉家庭关系和情感气氛的问题；

（2）权力——与家庭中的决策权、权力和等级分配相关的问题；

（3）意义——关于在原生家庭中所学到的世界观、意识形态的问题和灵性层面的问题。

关于照顾患病的成年人及其子女这个方面，我们以一个多中心的国际合作项目——COSIP（躯体疾病患者的孩子）为例。该项目所设定的目标是，基于以家庭为中心的系统性治疗方法，可持续地支持患有躯体疾病或癌症的成年人的子女（Thastum et al.，2008）。自2000年夏季以来，埃本多夫大学医院的心理社会医学中心一直在为父亲或母亲患有严重疾病或不治之症的儿童的家庭提供持续的预防性心理社会咨询。自2002年以来，欧盟在8个欧洲国家开展了一个为期3年的项目并将上述工作纳入其中。在这个项目中，专家们调查了近700个家庭并对这些家庭开展了心理咨询，其中约有1 000名儿童，他们的父亲或母亲有严重的身体问题，如多发性硬化症、艾滋病、癌症、急性脑损伤、脊髓损伤。这项研究中最令人惊讶的发现是：对儿童心理异常起决定作用的不是疾病的严重程度，而是家庭如何应对疾病。如果儿童对疾病有一定的认识，并且拥有一个安全和建立信任的框架来表达自己的恐惧和忧虑，主动制定积极的应对策略，那么他们就能够以社会化的、成熟的方式——而不是创伤性的方式——来处理这种压力情况。治疗师可以通过向这些父母及儿童提供咨询、推荐书籍、提供包含信息的网站，以及鼓励他们与其他信息源建立联系等方式来为家庭提供支持。

▷▷▶ **案例研究 10**

　　Timo于1998年5月出生，是家中的第二个孩子。1999年2月，他因剧烈呕吐、频繁尖叫，而前往医院治疗。在住院期间，他被诊断患有肾结石（由胱氨酸尿症引发）。治疗首先采用了留置性导管和碱化尿液的药物。（胱氨酸尿症是一种常染色体隐性遗传疾病——上皮小管细胞氨基酸转运紊乱，蛋白质排泄增加，进而形成胱氨酸结石，导致绞痛、血尿、尿路感染——如果不及时治疗，就会引发幼儿肾功能衰竭。碎石手术是非常困难的，只有在全身麻醉的情况下才有可能进行。这是因为结石非常坚硬，在碎石过程中，小结石的脱落极有可能引发剧烈的绞痛。保守的治疗方法是在夜间保持高水合并配合尿液碱化药物的使用，但这种药有许多副作用。）

在2001年11月的家庭医疗咨询中，儿科医生和一名系统性家庭医学心理治疗师与Timo的父母进行了一场对话。这对父母担心他们的儿子会留下永久性的肾脏损伤——他们的绝望显而易见。此外，他们还因为Timo必须喝水而承受着压力——他们威胁Timo，如果他不喝水，他们就把他送到医院，让他一个人留在那里。虽然他们绝对不会这么做，但他们还是为曾经这样威胁孩子而有很大的负罪感。

治疗师告诉他们，威胁可能是一种行之有效的手段，前提是这些威胁能够成为现实。这位治疗师建议：如果Timo不喝水，他们就真的带他去医院接受几个小时的输液治疗。他们可以和儿科医院的团队讨论，在Timo不喝水时

为他输液，这可以保证他身体的高水合。如果
他们不想再威胁Timo，也可以直接向Timo解
释——如果喝水对他来说太难，就会把他送到
医院让他直接把水"喝"进他的血管里。

　　Timo的父母听后明显松了一口气，并开始
与儿科医生讨论如何组织输液治疗。事实上，
输液的事情后来并没有发生。在2002年4月、
2002年11月、2003年4月和2003年11月的常规门
诊检查中，Timo身上都没有再检测出肾结石。

总结

　　有年幼子女的家庭的特点是具有高度的凝聚力和特
殊的成长发展动力。疾病和残疾加深了家庭对外界助力
的依赖程度。如果患者是家中的儿童，治疗师就必须特
别注意同时存在的发展任务；在成人患病的情况下，育

儿过程则是特别需要注意的问题。

干预措施有各种不同的形式，这些措施可以满足不同家庭成员的需要，为他们提供支持，帮助他们在严重疾病的压力下继续追求自我组织和自我实现。

第三节　子女处于青春期的阶段

阶段特征

青春期是对童年的漫长告别，也是一个缓慢的成长阶段，可以被认为是生理和心理变化最大的时期。自主性的发展、与家庭的分离，以及由此产生的与家庭的离心发展，导致了孩子与父母的权力斗争。处于青春期的孩子情感还很混乱，他们在同龄人群体中、学校和其他社会生活背景下探索着自己的力量。因此，子女处于青春期的主要阶段特点是年轻人的生物-心理-社会动荡。

对于家长来说，孩子进入青春期意味着他们可以练习放手，满足孩子的新需求，并对他们持开放态度。在这个阶段，家庭结构往往会发生很大变化——向外开放。这一阶段也常常与地点的变化联系在一起——无论是家里房间分配的变化，搬入新房，还是青少年离开父母独自搬入公寓。对孩子和成人来说，向独立于彼此的转变都是当务之急。

阶段性挑战、适应要求与发展机会

对青少年来说，会出现一系列的问题：

· 如何脱离父母？

· 如何实现自我的独立？

· 自己愿意承担多少责任？

· 如何处理金钱？

· 如何应对不断出现的身体变化？

· 如何体验从女孩到女人、从男孩到男人的发展？

· 哪些价值观是重要的？

· 对政治问题和宗教有何看法？

除了回答关于自己的问题外，青少年还要完成许多人际关系任务，以及社会机构（如学校）中的任务。

家长需要处理的问题包括：

· 如何让整个家庭团结在一起？

· 如何建设性地处理家庭成员间的冲突？

· 应该给孩子何种程度的许可（例如是否可以外出、饮酒）？

· 希望在孩子成长过程中扮演什么角色？

· 当父母角色发生变化时，伴侣关系会发生怎样的变化？

疾病与残疾带来的风险

一般来说，当家中的青少年生病时，许多与疾病管理有关的要求都与这一阶段的发展要求是相反的。他们无法再处理自身的自主性发展问题，而必须应对疾病管理的要求；他们不仅不能变得更加独立于家庭，而且更需要家庭的帮助和支持，即更加依赖家庭。这不是进步，而是倒退。同时，对于青少年而言，在这个身体吸引力起主要作用的阶段，疾病被认为是一种耻辱——患病的身体被认为是低人一等的，这可能导致自尊受损。

疾病不仅影响了青少年的在校教育，还会使其求职变得更加困难。这些不利影响的后果有多严重呢？

1991年，波恩大学进行了一项为期数年的纵向调查，样本包括100名患有慢性病的青少年及其家人和100名健康青少年及其家人。研究表明，在调查开始时，许多患有慢性病的青少年在心理社会发展、人际关系和应对策略方面都存在相当大的缺陷。经过四年的时间，患有糖尿病的青少年能够弥补大部分发展缺陷。然而，这是以牺牲医疗适应为代价的——代谢控制的恶化和依从性的下降证明了这一点。这些青少年很少出现严重的精神障碍（如抑郁症、焦虑症等），而往往表现出对糖尿病非常粗心大意的管理（与家人无关的不规律饮食、夜间进食、暴饮暴食，胰岛素剂量不足、忘记做血糖测试）。患病青少年的母亲们报告说，自己压力较大，认为自己的健康状况较差，往往会放弃工作，出现了社交退行、焦虑和过度控制的表现；父亲们则更多地投身于工作，退出对孩子的实际照顾，还常常陷入抑郁和自我怀疑。在某些情况下，这会导致父母的彻底耗竭，以至于会减少对糖尿病患者饮食管理的投入，或者不再参加相关培训课程。在糖尿病患者的兄弟姐妹中，年幼的孩子有时会扮演"影子孩子"的角色，而年长的孩子往往过早地承担起了照顾责任，而且他们对自己可能会患上糖尿病感到焦虑。

在这一阶段，家庭成员患上其他疾病的风险也相对较高，前文中的家庭生活螺旋模型（见图1-3）能够帮我们更好地理解这一点。

如果家庭中的父亲或母亲生病，也会对其伴侣和其他家庭成员的发展产生重大影响。例如，关于"家庭与癌症"主题的心理-肿瘤学研究表明，肿瘤患者的心理障碍发生率约为30%，而深受影响的伴侣的心理障碍发生率据估计不低于这个数字（Krauß et al., 2007）。近年开展的一项研究表明，伴侣对心理压力的感知还取决于是否有孩子住在家里。在有孩子住在家中的情况下，患上压力综合征的风险会明显增加（Douma et al., 2011）。如果家中有18岁以下的孩子需要照顾，那么整个家庭的情况就更加困难了。这些孩子可能会做出的反应是情绪功能受损，但他们也可能会表现出行为问题以及认知或身体上的障碍——正如Visser等人（2004）对青少年所描述的。患有癌症或其他严重疾病的父亲或母亲，其自身承受着沉重的负担，对自己的角色感到不确定，并且在某种程度上忽视或低估了自己子女的过重负担和恐惧。随着问题和挑战的不断累积，家庭成员的身份可能很快就会面临威胁。

Nilsson等人（2009）在研究中发现，与无子女患者相比，18岁以下孩子的父母在处于癌症晚期时所承受的心理压力更大。孩子的年龄和家庭结构在这里起着重要作用。有未成年子女的患者明显更容易惊恐发作、焦虑发作，更容易出现生活质量低下的情况，并且更愿意接受（姑息治疗以外的）积极治疗。

> ▷▷▷ **案例研究11**
>
> 一个12岁的男孩在一年前切除了小脑上的恶性肿瘤，如今，他的放射治疗即将结束。他所在的儿科肿瘤诊所报告说，他的父母不允许他独立做任何事情。在没有成年人陪同的情况下，他甚至不被允许去100米外的信箱。在与其母亲的谈话中，治疗师通过绘制医学家谱图，清楚地揭示了男孩父母的过度焦虑是如何产生的。

1988年，在男孩的母亲怀孕39周时，她腹中的胎儿（女）因脐带缠绕而死。这位母亲在产下死胎后患上了严重的抑郁症，并且企图自杀。于是她接受了一段时间的精神药物治疗。几个月后，她再度怀孕。据她说，在孩子出生之前，她经历了一段非常痛苦的时期，但后来她生下了一个健康的孩子，也就是现在的患者。她还记得，从一开始，她就非常小心地保护这个孩子，"不让他出任何事"。孩子出生没多久，这个家庭又遇到了一个新的打击：孩子的外祖母因无法承受丈夫严重抑郁带来的压力和忧虑，上吊自杀了——她的女婿在阁楼上发现了她的遗体。不久之后，孩子的外祖父逃出了他所在的封闭式精神病院，并在一个湖里溺亡。过了几年，这个家庭才从这些事件中恢复过来，重新有了一种完整家庭的感觉。

在患者出生六年后，第二个健康男孩的出生发挥了积极作用。这家人经历了一段非常幸福的时光，但随着患者生病，这种幸福突然中断了。新的致命威胁激活了旧的恐惧，特别是给患者的母亲带来了相当沉重的负担——她感到一刻也不能让儿子离开自己的视线。

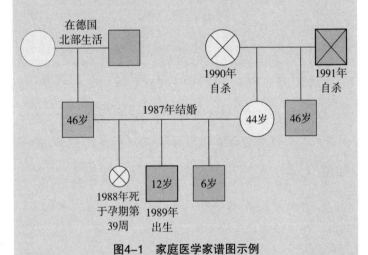

图4-1　家庭医学家谱图示例

注：绘制患者母亲的家谱图时，重点是找到家庭中的疾病和应对策略，揭示她巨大恐惧的根源。

在完成绘制家谱图的工作后，治疗师向患者的母亲提供了以下资源：①她在命运的打击下仍有能力和力量继续前进；②她和丈夫在第一个孩子死胎后仍有勇气再次怀孕并成功坚持下去；③尽管她的父母渴望死亡，但她仍有着伟大的生存意志；④她在母亲在世时与母亲有着亲密的关系，在母亲死后仍与她有着精神联结；⑤她和丈夫的伴侣关系，以及丈夫在艰难的岁月里提供的稳定支持；等等。这位女士也补充了自己的强项。这次谈话之后，这位女士在没有治疗师相关建议的前提下，自己鼓起勇气给了儿子更多的自由，让他重新可以做一个12岁的孩子通常会做的事情。

干预形式

通常对于患病的青少年而言，在条件允许的情况下，治疗师的主要接触对象应该是患者本人，其次是患者的父母，从而可以确保疾病所造成的退行情况不会进一步恶化。我们特别就如何与这些家庭打交道提出以下建议：

（1）用适合患者年龄阶段的语言进行教育；

（2）要与患者父母一起对患者健康的兄弟姐妹进行教育；

（3）珍惜一切能够支持家庭应对疾病相关挑战的服务；

（4）在可能的情况下，鼓励患者实现与其年龄相适应的自主性；

（5）鼓励患者的父母适当休息并巩固伴侣关系；

（6）鼓励患者的兄弟姐妹参加社会活动或娱乐活动；

（7）避免形成说教与被说教的关系；

（8）提供真正的共同决策的机会；

（9）把与病情相关的信息告知年龄较大的青年患者；

（10）提供有关发展问题的讨论，例如考驾照、避孕；

（11）在与青年患者的对话中少说多听；

（12）强调同龄人的重要性；

（13）在发生情绪危机时提供支持；

（14）帮助患者全面提升自己的能力。

在涉及患有糖尿病的青少年及其家人的具体项目中，我们想提及Stefan Theiling和Arist von Schlippe与患有糖尿病的青少年及其家人的工作（2003）。

他们的"甜蜜"体验和行动都基于这样一个想法，即在以系统性家庭医学心理治疗观点为基础的"培训"中，知识转移和培训是跨学科糖尿病护理的必要不充分的条件（Theiling et al.，1994）。

关于照顾成年患者及其子女，我们将以德国癌症援助组织的一个项目为例——"癌症患者子女的心理社会援助"优先资助计划（项目主页：http://www.verbund-kinder-krebskranker-eltern.de）。这个大型联合项目于2009—2011年在德国5个地区的社区以及8所大学中开展，旨在以不同的方式确定问题和行动领域，并实施以家庭为导向、以儿童为中心的能够灵活适应患者及其伴侣和子女具体情况的援助。

除了发展建立支持服务网络所需的科学基础外，治疗师还应了解以家庭为导向的支持服务的需求，因为并非每个癌症患者家庭都希望得到专业的支持。支持服务需求往往因疾病发展过程、家庭系统和资源而异。在具体情况下，治疗师必须在实践中尝试和发现哪种干预形式和怎样的设置是恰当的（例如应该以整个家庭为框架进行干预还是分别进行一对一的干预），并进行科学的验证。

总结

这个阶段的特点是：①青少年在生物-心理-社会方面的巨大变化；②成年人对控制和责任的放弃。这个阶段出现的疾病和残疾会带来对立的动态，导致许多适应障碍。在干预措施中，与发展有关的问题，如"自由空间""发挥空间""自主和自力更生"等应受到高度重视。支持的类型取决于相关者自己的需要。

第四节　伴侣关系中的疾病

阶段特征

伴侣双方都是家庭的"支柱"。他们一起或单独地与卫生系统有各种联系或接触。避孕、怀孕或生活中的疾病等所有问题，都具有个人的因素，但总是具有伴侣关系的因素。这促使治疗师考虑可能出现的健康问题与家庭的现状之间的联系。

当一对年轻伴侣怀上一个孩子时，重要的是，他们双方是否从他们的原生家庭得到社会情感支持，或者他们是否由于冲突或其他原因在很大程度上独立地生活。这意味着，怀孕和早育所带来的各种挑战和压力可能会影响到这个年轻的家庭——特别是增加了身体和情绪压力的风险。然而，即使在双方原生家庭提供良好支持的情况下，孩子的出生也会给伴侣带来相当大的压力，特别是当对父母责任的期望和对伴侣的期望之间存在很大差异时。

在伴侣关系的进一步发展过程中，许多挑战也随之而来。在对过去（对自己父母）的依恋和对未来（对孩子）的定位中，伴侣充当着几代人之间的纽带。

这可能引起伴侣之间的照顾任务，也可能引起父母和子女之间的照顾任务。为了了解这种情况的复杂性，治疗师最好在早期阶段绘制家谱图（见图2-3、图

4-1），将伴侣双方原生家庭的所有相关人员以及他们的健康状况、心理社会风险因素、资源、支持功能和可能性全部呈现出来。

对于治疗师来说，一个基本的问题是：什么时候适合邀请患者的伴侣作为一个更大的单位（夫妻）的一部分加入，什么时候适合进行一对一的教育、信息沟通或治疗工作。虽然在治疗性功能障碍时，与伴侣双方一起工作很常见，但在治疗其他类型的障碍时，治疗师通常会选择一对一的方式。然而，在实践中，系统性地让伴侣共同参与治疗已被证明是有效的。伴侣参与治疗的标准与家庭成员参与治疗相似，也需要以生物-心理-社会交互作用为基础。与疾病的医学方面相关的情感和社会因素越多，（在诊断和治疗方面）让伴侣参与常规治疗的需要就越迫切，特别是在涉及以下事项时：

（1）关于疾病性质和病因的信息传递和教育；

（2）告知即将进行的诊断或治疗步骤；

（3）递交严重的、有并发症疾病的诊断报告；

（4）疾病归因和健康信念评估；

（5）长期（陌生的）病史；

（6）绘制家谱图；

（7）探索处理疾病的行为（应对、规则、防御、接受）；

（8）评估伴侣关系资源；

（9）增强伴侣的复原力；

（10）增强伴侣的支持作用；

（11）评估疾病给伴侣带来的负担。

阶段性挑战、适应要求与发展机会

当伴侣中的一方生病时，另一方会经历一系列失落体验。这些失落体验可能会削弱伴侣关系，也可能会加强伴侣关系——结果如何取决于在疾病出现之前这段关系的复原力。

伴侣可能会因疾病而面临一系列挑战乃至丧失的体

验。治疗师应当注意：

· 疾病是否会导致伴侣关系中角色行为的改变？伴侣能否灵活应对？

· 伴侣是否有能力承担未来的护理任务？他（她）需要帮助和支持吗？

· 伴侣之间是否会失去惯常的沟通？

· 伴侣之间如何处理情感和身体亲密的需要？

· 彼此的性行为是否受到威胁？这种疾病是否有性污名化的危险？

· 伴侣双方可以为自己寻求、强化哪些资源，以便更好地应对疾病？

· 伴侣双方是否有可能失去共同利益？

· 伴侣双方能维持目前的生活水平吗？

· 伴侣双方是否必须失去行动自由和闲暇时间？

· 伴侣双方是否有必要审查和纠正共同目标和

期待?

许多研究表明,可持续的伴侣关系往往会因疾病造成的损失、挑战和适应需要而变得更好;不稳定的、充满冲突的伴侣关系往往无法应对疾病带来的不利影响,因此导致关系恶化或者解体。伴侣双方的资源、伴侣关系的凝聚力,以及适应疾病相关变化并保持现有日常程序和仪式的能力(适应力)会自然而然地集中到一起,从而实现平衡的应对(见图2-2)。有复原力的伴侣是积极的,并能够根据疾病重新定义自己和关系。在不太有复原力的伴侣中间,最明显的问题有彼此孤立、适应性差的沟通及其导致的冲突增加、对疾病和对伴侣及自身角色变化缺乏了解。这些问题如果得不到解决,可能会对伴侣的生活产生负面影响,增加他们无力、无助和被孤立的感觉。

▷▷▷ **案例研究 12**

一名58岁的男子在三年前从经理的职位上被解雇了。在同一时期，他三个成年子女中唯一一个跟他住在一起的离开他，搬进了属于自己的公寓。没过多久，他的妻子患上了弥散性脑脊髓炎。这位妻子曾经从事零售业的兼职工作，后来成了家庭主妇。在孩子搬离后，妻子原本计划恢复过去的工作，因为这对伴侣的经济情况有些紧张，而现在，她必须推迟这一计划。妻子的疾病现在成了丈夫的"项目"，他试图借此来代偿他因失去工作而受到的委屈。他将自己定义为"妻子的经理"，承担起所有家务劳动的责任（如做饭、洗衣、清洁护理等），并且负责处理所有外部挑战，比如与医疗保险公司的争议、医院的预约挂号等。

这对夫妻之间的对话完全围绕着组织性、

工具性、务实的问题，没有关于情感与体验的交流，也没有关于担忧或恐惧的表达。这位男士认为，他会为他的妻子做任何能够想象得到的事情，并且放弃所有形式的对外接触（例如不参加朋友聚会，不再去酒吧等）。他的妻子对他感到非常内疚，因为"他如此虔诚地把自己奉献给我"，而不敢表达自己的愿望和需要。这种疾病在医学上是完全可以控制的，但在他们的伴侣关系中变得理所当然，并导致了互动问题。未表达和不被承认的愿望和恐惧、内疚、羞愧、耻辱、愤怒以及无能为力的感觉给双方都造成了相当大的情绪压力，并最终导致丈夫身上出现了明显的耗竭的临床表现——抑郁。

疾病带给伴侣关系的风险

正如前面已经提到的，患者的伴侣会因为疾病的影响而失去部分自由和安全感。在严重疾病的急性期，伴侣双方会更紧密地联系在一起，分担初始阶段诊断和治疗带来的共同负担。在这一阶段开始时，压抑对病痛的焦虑和恐惧可能是有意义的，因为这有助于控制情绪，否则，这些压倒性的情绪会过于强大，甚至威胁到自我。然而，长期压抑情绪的后果对伴侣双方的"自我"和他们之间的关系都是有害的。

我们经常发现两极分化的情况——对疾病及其影响过于强烈地关注，或不在意甚至无视。研究表明，谈论严重疾病所造成负担的意愿与伴侣关系的积极变化和受影响者心理感受的改善高度相关（Beutel et al., 1990）。

因此，在应对疾病的过程中，治疗师应该鼓励伴侣们表达他们的恐惧，而不必总是等待"合适的时机"。

如果伴侣双方已经能够面对生活中其他相关的压力事件，那么这样的经历对他们是有帮助的。

　　·当他们面临压力、痛苦、失落或未知的威胁时，是什么在支持他们？

　　·他们该做些什么来帮助自己渡过危机，释放压力？

　　·他们有没有得到外界的帮助？

　　对他们来说，治疗师提供的资源非常重要，如伴侣的家谱图。而最大的挑战是，受疾病影响的患者不仅要了解自己的反应，还要了解伴侣的反应。例如，一位乳腺癌患者不仅要面对自己对病情恶化的恐惧和对治疗（如手术、化疗、放疗、后续检查）的担忧，还要面对伴侣可能会有的不安和恐惧。由于化疗或放疗，她将失去生育能力、性吸引力，以及和谐的身体、稳定的情绪，也会失去抚养孩子长大成人和与伴侣一起变老的信心。这可能意味着，这位患者作为负责照顾丈夫和孩子的家庭主妇的角色受到了严重质疑和挑战——特别是在她现在需要优先照顾自己的情况下。

在伴侣关系中，患者的性格和意愿在疾病的治疗过程中发挥着非常重要的作用，而易怒和压力往往是他们需要解决的主要问题（例如，当开车、就医、吃药、打电话、保持个人卫生等日常生活因疾病变得难以自理时）受疾病影响的患者往往不能提供足够的情感支持，而且他们往往认为疾病的影响不如伴侣带来的影响严重（Buddeberg，1992；Keller et al.，1998）。尽管患者伴侣主观上的压力体验与患者本人没有太大差异，但前者往往能够自己处理这种体验（Omne-Pontén et al.，1993）。一般情况下，患者伴侣得到的社会支持很少，在医疗系统中也很少受到关注，而且他们与外界的联系也会越来越少。他们对患者的执着可能会使患者陷入一种匮乏感中，并且会助长他们自身的紧张情绪，直至引起严重的心身不适。

▷▷▷ **案例研究 13**

F女士（现年36岁）患风湿病已有3年，她的体力有限，家务和孩子让她非常疲惫，她经常抱怨疼痛，很容易疲劳、精疲力竭。

6年前，她与丈夫（F先生）和两个儿子（当时分别是6岁和8岁）一起搬进了离她出生地不远的新房子，这个房子是他们自己花费大量资金建造的。这个新的住宅区中住着许多年轻的家庭，但F女士一家与他们几乎没有任何联系。他们不是"业委会成员"。作为从别处搬进来的人，他们不怎么与邻居接触，而且认为"邻居们不应该知道她的疾病"。F女士也避免与父母谈论自己的疾病，因为她"不想给父母带来负担"。F先生（现年42岁）在15年前与妻子结婚后离开了他自己的父母家，搬到了约80千米外的属于夫妻二人的家。他们很少去他的家乡，他和他的父母或兄弟姐妹之间的关系相当疏远——他们之间没有狭义上的"冲突"——用他们自己的话来说就是"我们从来没有谈论过感情"。

F先生是一名工程师，4年来一直在一家金属工业公司任部门主管。他负责管理大约100名员工，工作非常认真。由于他的工作地点距离他的家庭住所有150千米，他每天工作12~15小时，每周工作4天，这样就能在剩下的3天里做家务、购物和处理一些家事，例如带太太看医生以及照顾孩子。他的同事知道他妻子的病，但没有人谈论这件事。晚上，他几乎没有力气做任何事情，即便偶尔外出，也只是和工作上的伙伴讨论"正事"，不会谈到有关私人生活的话题。

F先生认为："她（F女士）在应对疾病方面做得很好，尽管她从来不想真正地和我谈论这件事。我很高兴我能把我的工作时间安排得很好，这样我就可以照顾我的妻子和孩子了。我最近越来越频繁地腹泻、紧张，还会无缘无故地哭泣，这肯定是因为我在公司要做的事情太多了，而孩子们总是在周末烦我！我的妻子根本无法管住他们，他们每天都不断在她面前造反，必须由我出面去纠正他们！"他的妻子敦促他就医，她无法解释他为何会出现这些症状。

干预形式

在家庭中，严重疾病对伴侣关系造成的影响通常最为严重——无论这种影响是间接的还是直接的。疾病相关者在处理与疾病有关的压力时会使用不同的方式和方法，也会做出不同的反应。压力、疲惫、无助和绝望经常发生，但同时存在的是资源、复原力、能量和乐观。

在疾病的影响下，伴侣之间可能会以一种他们通常不习惯的方式对对方做出反应。治疗师可以在哪些方面帮助他们，应该如何鼓励他们面对疾病及其带来的挑战，而与此同时确保自己的治疗师身份和他们作为伴侣的身份呢？

McDaniel等人（1997）提出了一些策略，可以帮助这些伴侣更好地应对疾病的威胁：

（1）帮助伴侣打破防御机制，接受内疚和羞耻的感觉，接受不可接受的感觉；

（2）保持伴侣之间的对话；

（3）为自己、伴侣和照顾者增强身份认同；

（4）与伴侣共同阐述病史及其意义；

（5）让伴侣接受相关信息、心理咨询和支持；

（6）帮助伴侣提高自我效能感；

（7）帮助伴侣回顾人生目标，与他们一起对其人生规划进行调整。

有利于疾病管理的重要因素是"共同的对话"，为此，参与者需要空间和时间——相互帮助的最有效方法之一是有规律地陪伴彼此度过一些"共有时间"。如果有必要的话，这种对话可以每周安排几次。这种支持性的对话行为可以为伴侣双方带来如下好处（Zimmermann & Heinrichs，2008）：

（1）清楚地谈论彼此的情感和对现实的担忧、想法和感受；

（2）就对方提供的支持是否有用进行反馈；

（3）学会积极倾听对方的感受和观点，避免"读心术"[①]或打断对方；

（4）一起体验和理解所说内容的含义，即使没有

---

① 读心术是一种不良沟通模式，即指一方自认为了解另一方的内心体验，却未就该体验与之直接沟通过。——译者注

相同的感受；

（5）发展对方的能力，让对方放心，让对方知道你一直在他身边并且愿意提供支持。

总结

基于疾病的生物–心理–社会交互作用的程度，治疗师应该将让患者的伴侣定期参与诊断和治疗作为一项任务。这项任务的开展程度，取决于不同阶段的要求，以及每个阶段对相关者的具体要求。问题越复杂，伴侣之间的共同对话就越重要。如果伴侣不能利用这一资源，或不能充分利用这一资源，那么即使问题已经存在了很长一段时间，夫妻也无法找到适当的方法来处理疾病引发的情绪压力。这时治疗师就应该提供这方面的帮助。

第五节　慢性疾病

阶段特征

医学上的进步意味着，即使人们患上本来会导致死亡提前来临的疾病，生命的延续也变得越来越有可能。对儿童和成人来说都是如此。以恶性肿瘤、心血管和肺部疾病、糖尿病、多发性硬化症及其他免疫性疾病为例，除了患者本人，其伴侣和其他家庭成员也必须长期面临和应对疾病带来的种种问题。

虽然医学治疗方法的进步——如微创手术、温和放射治疗、心脏介入治疗或放射介入治疗，以及新的药物治疗方法——对患者有积极的影响，但鉴于住院时间的持续缩短和日间护理服务的增加，患者需要高度的灵活性并且要承担前所未有的责任。然而，先进的医学技术在处理疾病及其带来的挑战时也可能导致严重的问题。

例如，植入除颤器可能是治疗心房颤动的有效方法，然而，如果患者患有恐惧症，并觉得"电击可能会撕裂他的心脏"，那么就可能会出现一个（恐惧）升级的过程——在这个过程中，拯救生命的技术会对患者的生活质量产生巨大的负面影响。有的患者可能会过度焦虑，以至于甚至不能自己淋浴，需要伴侣一直在身边陪伴——尽管他拥有最佳的医学治疗，但完全牺牲了生活满意度。

一位需要透析的女性肾萎缩患者，在肾移植几个月后，由于医疗用药错误而出现排斥反应，导致供肾丢失。因此她不得不再次接受透析。经过几年的等待，她进行了第二次肾移植，这次她的情况得到了明显改善。她顺利完成学业并成为一名医生。然而，工作了几个月后，她的并发症再次发作，这使第二个供肾的切除变得不可避免，并迫使她再次接受透析。尽管她的伴侣提供了非常好的支持，但她还是屡次试图自杀。因此，她的家庭医生请心理治疗师一起与这对伴侣进行了几次谈话。

除了患者个人的坎坷经历之外，类似的案例都有一个共同点：疾病的心理社会方面对于治疗过程来说是决定因素。尽管这对患者的主观体验、疾病处理、医疗措施的接受和疾病预后来说非常重要，但对治疗师来说往往是次要的——他们主要关注的是现代的医疗技术诊断和治疗。然而，如果情况的复杂性在很大程度上是由疾病的心理社会因素决定的，那么，在没有伴侣或其他家庭成员参与的情况下，治疗就很难有效地进行下去。同样必须考虑到的是，家庭医生经常会被这些问题压得喘不过气来。因此，他需要与专科医生和心理治疗师开展合作，并应带着信任与巴林特小组同事进行对话，以减轻自身的负担。

慢性病的挑战、适应要求和发展机会

与急性疾病不同，慢性疾病的治疗结果不是严格意义上的治愈（恢复原状），而是对患者及其亲属在日常生活中的困难和障碍的应对和处理。在这种情况下，时间维度的作用与假定的疾病病程同样重要（Rolland，2000；见表1-2）。

在慢性疾病初始阶段需要考虑的问题与疾病后期有所不同，例如：

·患者在不久的将来必须应对哪些损伤？

·如何处理相关的不确定性？

·疾病可能会有怎样的发展，可能会在什么时间表现出不同的阶段性特点？

·这个病对患者目前和未来的日常生活（工作、社会关系、家庭和伴侣关系）有什么影响？

·患者在此过程中预计将采取哪些治疗措施？

·患者及其家人是倾向于对情况进行现实的评估，还是倾向于轻描淡写或戏剧性的评估？

·家庭成员或/和伴侣关系是否能应对预期的压力？

·这个疾病会让家庭成员更紧密地联结在一

起，还是会让旧的冲突再次爆发？

·如何才能避免经济损失？

·家庭中需要重新分配的角色有哪些？

·对伴侣、家人，以及其他亲人、朋友、邻居等谈论疾病及其后果的开放程度如何？

下面的案例研究表明，在慢性疾病初始阶段，即使在可持续的伴侣关系中，对疾病的归因也可能非常不同。而这可能会导致治疗措施的复杂化，甚至是治疗时机的延误。

▷▷▶ **案例研究14**

56岁的B先生已经和比他小6岁的妻子（B女士）一起生活了15年，两人没有孩子。这对夫妻描述他们的婚姻是幸福的，因为他们自己选择不生孩子，也因此获得了更多的自由。他们本可以经常出去旅行，因为他们都有工作，经济状况一直很好。

3年前，B先生因间歇性的行动不便求助于他的家庭医生，家庭医生怀疑他患有帕金森病，并将他转诊给当地的神经科医生。在那里，家庭医生的怀疑得到了证实，神经科医生根据典型的疾病症状，确诊了B先生的病症，并为其开具了特定的处方药。虽然B先生服用了这些药物，但他的妻子对这些药物持怀疑态度。现在，她坚持，每当丈夫与医生见面时，自己都必须在场。而且她会敦促丈夫复查，因为她认为医院对丈夫患有帕金森病的诊断是不正确的。B女士坚持认为，她丈夫的锥体外系症状是压力引起的躁动或焦虑的表现，可以通过放松技术来治疗。然而，这样的治疗并没有带来任何改善。于是，她敦促家庭医生将她丈夫转诊到神经科医院进行进一步的住院检查。接下来的两家大学直属医院都给出了植入脑起搏器的建议。B女士认为，这主要得益于先进的医学科技。

最后，在巴林特小组的支持下，家庭医生成功与这对夫妻展开了对话，并逐步将讨论的主题集中在"焦虑和恐惧"上。很明显，B先生基本上可以接受诊断结果，但对未来充满担忧，他不想给妻子带来负担。B女士第一次泪流满面地表达了她对手术后"这个人不再是我的丈夫，而是一个必须依靠别人护理的僵尸"的恐惧。

通过联系当地的自助团体，B先生获得了更多关于自己基础疾病的信息，并非常感激地接受了团体的建议。然后他和妻子一起与一位成功植入脑起搏器的患者进行了深入的交谈。这使他们的情况大大得到了改善，B女士最终表示同意进行医生建议的手术。

当慢性病进入终末阶段时，情况就完全不同了。终末阶段的特点是，病人可能会恐惧（因为疼痛、无法行动等），害怕孤独，无力和强烈地需要帮助。

这一阶段的关键问题是：

· 家庭成员掌握了哪些医疗信息，还需要哪些信息？

· 家人对病程的态度是何种程度的乐观或悲观？

· 还可能有哪些医疗选择？

· 家庭成员希望做些什么，以及可以做些什么？.

· 家庭成员是否能够在最后这段时间里共同面对？

· 家庭中公开或隐蔽的冲突会不会使家庭内部的接触变得更加困难？

· 家庭是否有过其他类似的丧失经历？那时家

庭成员是怎么做的？

· 家庭成员分别承担着哪些任务或角色？

· 家庭成员是更紧密地联系在一起，还是越来越疏离？

· 患者有什么遗产、遗愿，家人还想对他说些什么，或向他澄清什么？

· 家人是否知道患者去世时应该在哪里？

· 家人对死亡的态度是什么，他们如何在家中谈论这件事？

· 家人最大的恐惧是什么？

治疗师可以向患者及其家人提出下列问题：

· 患者希望去世时身在何处，希望当时谁陪在身边？

· 在患者去世前，家人还应该与他做哪些约定？

·患者在去世前，还想对伴侣或其他家人说些什么，或不想说什么？

·患者希望在自己去世后家人要做些什么？

在疾病的这个阶段，保持家庭中的对话是很重要的，因为家庭中有一种自然的倾向，即通过沉默、错误信息（例如关于医学发现的信息）或阻隔来"保护"患者。在这种情况下，家人的行动往往基于这样一种想法，即减轻患者的负担，使他们不必担心自己的健康状况。疾病持续的时间越长，病情越严重，人们的情绪压力就越大，也越想通过防御（回避和否认）去应对。治疗师应将这种情况理解为一种家庭自助策略，并努力谨慎地加强家庭内部的沟通。

慢性病患者家庭面临的另一个沟通挑战是与医疗系统的日常联系，这涉及医生、护理人员、理疗人员、康复机构和其他社会机构的雇员以及费用（如健康保险、事故保险、抚恤金等）支付者。这意味着他们每天都要面对不同的人和机构以及不断变化的期望。患者及其家人需要与相关人员保持对话，还要遵守约定好的时间、最后期限和规则，而这些约定的内容往往不符合整个家庭或部分家庭成员的生活节奏和需要。

疾病带来的风险

每一种慢性疾病都有其特定的医学和心理社会特征和相应的发展步骤。家庭成员不恰当的支持，如同情行为或过度的照顾，往往会损害患者应对疾病的能力（Wortmann，1984）。

除了具体的阶段性特征外，在应对疾病引起的压力时，家庭成员往往也会产生与经验相关的压力。例如，对癌症患者的家人来说，他们可能会面对如下情况（Schulz et al.，1998；Koch & Beutel，1988）：

（1）担心损失；

（2）害怕身体接触，特别是性行为；

（3）距离感增加（情绪退缩）；

（4）否认疾病的后果；

（5）承担额外的任务；

（6）对患者行为（例如支持）的不确定性；

（7）需求和期望不一致；

（8）更多地考虑患者的需求和期望，而不是自己的；

（9）患者行为改变带来的影响。

随着共同兴趣、行动自由和灵活性的丧失，情感和身体上的亲密关系也会受到威胁，这也对家庭成员的生活满意度造成了持久的影响。在这一阶段，伴侣或其他家庭成员可能会反复出现一种典型的防御反应，即试图通过一种与恐惧症近乎相反的"健康行为"来对抗他们的愤怒、恐惧、悲伤或绝望。下面的例子清晰地说明了这一点。

▷▷▶ **案例研究 15**

F先生36岁的妻子患上了弥漫性脑炎，她因此感到愤怒、内疚和羞愧，还出现了恐惧带来的躯体症状。

在这样的情况下，F先生增加了自己体育锻炼的强度。他每天晚上都要远距离骑行，而且正在计划骑行穿越阿尔卑斯山；他还调整了自己的整个饮食结构，摄入了更多的营养补充剂。在被家庭医生问到为什么要这样做时，他解释道："我永远不想像我妻子那样受疾病的摆布！"

家庭的发展也可能会受到疾病病程或疾病种类的限制——患者及其亲密的家人将不得不放弃家庭生活中即将到来的或计划中的进一步发展。不仅是患者的未成年子女会受到影响，患者的其他亲人，作为成年人，同样会受到影响——在疾病暴发之前，他们也许找到了新的发展方向，现在却被迫要重新规划自己的人生。例如，患者的成年子女可能需要推迟搬出父母家独立生活的时间，而计划在孩子长大后重新开始工作的患者的伴侣（通常是妻子）也无法马上实行自己的计划。在最坏的情况下，疾病不仅会完全限制整个家庭的生活，还会威胁到这个家庭的社会存在感。

大量研究证实，家庭内部或外部的压力将对患者身体疾病的病程乃至发展产生持久的影响（详见Weihs等人2002年的文献综述）。下面的研究案例表明，治疗师不仅要确保患者作为个体被看见，而且要对疾病发生或发展的背景持开放态度。

▷▷ **案例研究 16**

72岁的D先生患有阻塞性肺病，他的病多年来一直由他的家庭医生负责治疗。三年前，他把家族经营了两百多年的农场交给了他已婚的儿子，让儿子负责经营。D先生家祖孙三代人同住在一个屋檐下，家庭医生非常了解家中的孩子和其他成年家庭成员，因为他们也是他诊所的患者。

由于D先生肺病发作伴有严重的呼吸急促症状，医生不得不在过去几周内多次去他家里探望——有时甚至是在夜里，因为D先生固执地拒绝了医生推荐的住院治疗。尽管医生让D先生最大限度地使用了特定药物——抗生素以及强制供氧，但病情并不能真正稳定下来。除了典型的慢性阻塞性肺病征象外，D先生的X光片没有显示出任何异常，因此医生也无法解释他的症状为何如此严重。

在这个充满困惑的阶段，家庭医生从他的助手那里得到了一个提示：D先生的儿子在村子里有一段持续了好几个月的婚外情。D先生和他的妻子知道这件事，但出于羞耻心而不能和任何人谈论这件事。这种情况对这位老人来说是一场灾难。作为村里最大农场的拥有者，他担心儿子的行为会损害家族的名誉，更不希望外人认为他身为一家之主却无法控制大局。

然后，家庭医生决定去看望D先生和他的妻子，以及他的儿子和儿媳，并在家里与他们进行一场谈话。在谈话的过程中，他询问了每个家庭成员的疾病经历，深入了解了他们关于未来的恐惧和关于未来发展的不确定性，也了解了D先生是多么努力地不给任何人带来负担，不打扰大家。

家庭医生还给他们讲解了一些与这种疾病相关的医学知识，不过没有提及隐藏的家庭冲突。他在谈话结束时指出，D先生显然是一个顽强的斗士，他以令人钦佩的方式竭尽全力不给家庭带来负担，即使这可能会让他失去生命。D先生哭得很厉害，不得不被他的妻子和儿媳搀扶到床上。在这次家庭谈话之后，D先生的肺部状况几乎一下子就恢复了平稳。几天后，当家庭医生到家里例行探视时，他看到D先生整个人变得很整洁、很放松——尽管他看起来仍然筋疲力尽，但显然已经在康复的道路上了。

家庭医生后来得知，D先生的儿子在家庭谈话后的第二天突然结束了婚外情，并请求父亲原谅他。

　　我们从这个令人印象深刻的例子中可以清楚地看到，在与家庭工作的过程中，治疗师可能会遇到某些禁忌，他们必须绝对尊重这些禁忌，即使这可能会使治疗变得更加困难。为了保护患者D先生，他的家庭医生选择采取这样的话术：先是对患者应对疾病的行为做出肯定，接下来隐晦地指出患者作为家长在潜藏的家庭冲突中的困境。这样，当事人就可以在不丢脸的情况下，在确保名誉得到保护的情况下，感受到沟通的效果。

干预形式

　　慢性疾病往往会在心理社会环境方面给患者带来压力，因此也给治疗师带来了特别的挑战。

　　医疗卫生系统对咨询服务的认可度极低是一个主要问题，这会使情况变得复杂。不仅如此，在培训的过程中，医生的思维和行动主要是以个人为导向的，因此他们的干预和指导旨在治疗患者，而不是为患者的家人提供支持。而他们需要面临的一个挑战是，在慢性病的病程中反复检查个人的干预措施是否也"适合家庭"。这不仅涉及疾病管理领域（例如，什么时候可以进行哪种治疗，该如何进行？家庭中的哪个人会照顾患者？患者的伴侣是否需要支持？社会护理中心如何参与家庭护理？等等），还涉及直接处理疾病的方法（例如，如何让家庭给疾病留出一个位置，并在不忽视疾病的情况下保持他们自己的生存空间？如何减轻家庭中疾病引起的创伤性压力？如何在日常生活中给予家庭支持？他们会接受这些支持吗？如何鼓励家庭成员在有人患病的情况下不忽视他们的闲暇时间，仍能够庆祝节日和纪念日？家庭是否与自助团体有联系？等等）。此外，在疾病的最后阶段，家庭必须面对的一个问题是：家庭最终（仍然）能够承担哪些负担？因此，采用系统性工作方法的医生不仅应该对疾病进行现实的评估，与患者分享信息，而且应该始终关注患者的伴侣或其他家庭成员的负担，特别是应该在冲突增多、相互的批评增多、自我效能感下降、支持性的联结或资源可能失去其支持功能的情况下，为家庭提供支持以使其更好地适应新的模式。

总结

日复一日地与慢性疾病一起生活意味着在身体、心理和社会方面面临不断变化的挑战和适应要求。

这不仅挑战了家庭中既定的角色分配，也挑战了传统的疾病解释模式。传统的疾病解释模式通常基于单向的因果原则，并遵循身心二分法的观点。在疾病的急性期，所有参与者坚定一致的行动取向是最重要的，而疾病慢性阶段的特点是需要尽可能地发展功能性的疾病管理形式。患者的家庭或家庭成员是重要的资源——决定了患者如何接受疾病，以及是否能充分地接受疾病，是否能在身体和心理社会层面获得足够的适应性支持，是否能够"与疾病一起生活"。

除了患者的个人特征外，需要注意的还有家庭特征——不同患者的家庭特征可能是完全不同的。我们应该考虑到这样一个事实，即一些家庭或伴侣在应对疾病及其影响时表现出更有凝聚力的互动方式，而另一些家庭或伴侣表现出更疏离的互动方式。评估家庭中普遍存在的关于健康和疾病的基本信念（健康信念），乃至询问家族史中关于应对压力、伤痛和疾病的经验，都有可能帮助患者及其家人更深刻地了解目前的情况。

第六节　家庭和伴侣关系中的死亡与悲伤

阶段特征

近亲或伴侣的死亡对我们每个人来说都是一种非同寻常的痛苦和损失，会带来强烈的情绪。也许，随着死亡，有些未完成的主题将无法再完成，问题仍然是问题，未说出来话的再也无法说出。死亡会给一个家庭的生命周期带来持久的变化——不仅伴侣的死亡、孩子的死亡是这样，未成年儿童的父亲或母亲（家庭的核心）

过早地撒手人寰、祖辈的去世也是如此——即使死亡对当事人而言可能是长期重病之后的解脱。

在这种情况下，特别重要的是：患者的家人是否能够以结局为导向？或者说，他们是否能够逐步地、渐进式地与患者告别？死亡是不是个突发性的意外（例如死于事故或急性健康危机）？可以理解的是，突然失去所爱之人会引发强烈的应激反应，这种应激反应可能与急性应激反应具有相同的临床特征，包括时间和空间的分离体验、情感麻痹、阶段性的幻觉，以及强烈的去现实化或去人格化体验等。

在家人中，可预见的即将到来的死亡还会引起焦虑、无意义感、痛苦、蔑视、愤怒、抑郁、绝望、无能为力等强烈感受。与之相伴的还有胸部憋闷、心律失常、跌跌撞撞、胃部胀痛、恶心、失眠、极度疲惫却无法放松、全身疼痛等植物神经紊乱的症状。

受影响的人常常会有焦虑不安的反应，并会为自己的心理反应或心身反应感到担忧。因此，治疗师应向他们指出，这些反应是受压力影响的结果，是对压力生活自然的表达方式，并不是病态的，也不符合精神疾病的诊断标准。因此，以家庭系统为导向的治疗师的重要任务之一就是把患者及其伴侣或整个家庭视为面对死亡的共同体。他们需要治疗师提供多少支持，取决于他们所承受的负担的程度——特别是在他们彼此之间的交谈变得困难的情况下。

治疗师应该充分注意自己的感受并及时做出调整（例如巴林特小组中的"缓解"），因为情绪方面的问题给他们带来了太多的压力，特别是在疾病的最后阶段——许多治疗师发现自己要么积极寻求与患者及其家人的亲密接触，要么更希望与他们保持距离。当治疗师不确定自己所做的医疗决策的内容或时间是否适宜时，或当他有可能因为患者的死亡而怀疑自己的能力时，及时调整情绪也很重要。

阶段性的挑战，适应要求和发展机会

在很多文化中，死亡和对死亡的关注在很大程度上是被回避的，很多人一直不愿意去面对"生命是有限的"这一现实。现代医学使人类的寿命不断被延长，而人们对生活（幸福）的期望也得到了不断发展的社会的滋养——在这个社会中，只要愿意付出，似乎一切愿望皆能实现。社交网络正在改变传统的家庭结构，特别是对年轻的一代而言，因为传统家庭结构越来越无法应对后现代社会的（联系）需求。在这种情况下，患者被要求迁移的程度之高是前所未有的，而家庭也被迫一起迁移并不得不与朋友和亲戚离得更远。

在医疗系统中，"死亡"这一必然的现实往往不能被人们真正接受，而是被人们预防和试图排除。面对患者的死亡，治疗师常常感到巨大的压力、无助和愤怒；在最坏的情况下，他们个人还会感到内疚并会与垂死的患者及其家人保持距离。患者及其家人往往对医学抱有不切实际的期望，进而因治疗师专业能力的局限性产生公开或隐秘的对死亡的体验，这会导致愤怒和防御反应。

方方面面的因素会通过不同的方式影响患者生命最后阶段的质量，并且可能会使患者的家人在告别和悲伤方面难以做出得体的表现。告别的阶段（往往不止一天）可能会有各种压力和断裂的影响，因此从家庭系统的角度来看，家庭医生应（如有必要的话）与社会护理人员协调，并将支持患者、患者家人和医疗系统之间的建设性对话视为自己的任务。为了消除无能为力、任人摆布和被动的感觉，患者及其家人需要一位经验丰富的家庭医生，在疾病的最后阶段为他们提供支持——解释身体或心理反应，解释和协调治疗计划，制定生前预嘱，以及鼓励患者的家人以积极的心态安排好临终关怀的事项并准备好面对患者去世前在家中的最后几个小时。

下面向家庭医生提供一些关于疾病终末期与患者及

其家人沟通的建议（McDaniel et al., 1990）:

· 如果可能，在递交诊断报告时，请患者的伴侣或其他可信赖的人陪伴患者。

· 开诚布公地谈论诊断、终末期治疗方案和预后（例如"从医学角度来看，我认为您的疾病是无法治愈的"）。

· 沟通时使用清晰易懂的语言，避免使用医学术语。

· 诚实地使用自己作为医生所掌握的信息，接受自己可能存在的医学知识的局限性，避免做出过于乐观或过于悲观的陈述。

· 与患者保持眼神交流，平静地陈述，为反复被提出的难以理解的问题做好准备；在不会压倒患者的前提下可以多次重复同一观点并始终坚持自己的观点。

· 尽量避免在初次对话期间讨论诊断结果（例

如"根据我的发现，毫无疑问，导致您恶心的是胰腺的恶性肿瘤"）。

· 对患者情绪上的反应表现出理解和同理心，但无须在初次对话中高度卷入。

· 安排一个短期内的后续对话，以便及时讨论接下来会出现的问题和主题。

· 如果可能，在患者的伴侣或其他可信赖的家庭成员在场的情况下进行进一步的对话——除非患者拒绝。花一些时间为他们安排预约（如有必要，在咨询结束时进行），营造一种氛围，让患者及其家人能够在安全和信任中表达他们的感受（例如"今天我们有一些时间来谈论你们的感受，以及到目前为止，你们是如何处理困境的"）。

· 如有必要，与他们讨论姑息治疗和充分镇痛治疗的可能性。

· 允许愤怒或悲伤，不去安抚，不尝试创造好心情。抑郁可能是在哀悼过程中逐渐接受"失

去"的表现，这是一个值得支持的信号，而不应被
抑制。

·不要否认患者的希望，在表达对生存时间的
预测时要谨慎。

·定期预约，与他们讨论治疗、预后以及个人
福祉——不论医疗服务是由医院、私人诊所提供，
还是由诊所的专家提供。

·在某些情况下，可以利用家访的机会了解患
者的子女和居家护理情况，并协调扩展的护理系统
（如社会病房、姑息治疗等）中的任务。

家庭医生的陪伴能够使告别和哀悼的重要过程成
为可能，并能防止悲伤反应的病理性发展——可能在以
后表现为需要治疗的心理或心身疾病。正常的哀悼通常
遵循周期性过程发展，这个过程在时间上是有限的，
并且会随着时间的推移受到某些预测标准的约束。情感
和认知上对"失去"的关注会催生内疚、愤怒、压抑、

痛苦、烦躁、空虚、孤独、敌对、抵触等感受。这种情况可能会发生在每一个相关者身上，只是强烈程度不一。他们的具体行为可能有自我麻痹、自残、饮食失调、冷漠孤僻或歇斯底里（McDaniel et al.，1990；Walsh & McGoldrick，1991；Worden，1999；Käsler-Heide，2002）。

哀悼过程的急性期始于对已经发生的死亡的感知，相关者最初表现出类似于情绪麻木和麻痹的剧烈休克反应。（哀悼任务：体验失去并逐渐接受失去这个现实。）它通常会持续几周并伴有抑郁情绪和各种躯体化现象。（哀悼任务：体验并允许悲伤和痛苦。）

随后的消退阶段通常会持续数周，其特征是强烈重温对逝者的回忆。在此期间，失去亲人的人经常退缩独处，并能够意识到"失去"对他们个人意味着什么。在这个阶段，他们往往对失去的人的回归抱有强烈的不切实际的渴望，并倾向于否认失去已成事实。他们感到混乱和绝望，很难在日常生活中发挥作用。（哀悼任务：

适应变化的环境。）

第三个阶段，即适应阶段，是重组的过程——让生活逐渐恢复正常。在这个阶段，时间作为治愈因素对哀悼的过程起着决定性的影响。此时，身体上的不适往往已经消退了，而对逝者的关注也在日常事件面前逐渐退居次要地位——家庭成员开始重新计划未来，并参与以前作为他们共同生活重要组成部分的活动。（哀悼任务：在情感上与逝者分离。）

在这个阶段，个人（家庭成员）的情绪波动幅度发挥着重要作用。对于大多数失去家人的人而言，在他们设法以健康的方式告别逝者并能够在没有逝者的情况下继续生活之前，强烈的悲伤反应可能会一次又一次地出现。

干预形式

以家庭系统为导向的家庭医生该如何支持和陪伴逝者家人度过哀悼的阶段呢？家庭医生多年来对这个家庭

的照顾，使得他熟悉每个家庭成员的特点，了解他们失去亲人后的情况，并且最有可能对他们在哀悼过程中的应对方法进行评估。家庭医生往往能够从各种来源获得信息，因此，只要他在患者去世后仍在为其家庭提供医疗服务，他就可以为每个家庭成员提供支持。如果逝者的家人在葬礼过后仍然持续地感到自己因失去亲人而无法处理（或逃避）一些事情——这使得对逝者的哀悼和告别变得更加困难，那么医生可以鼓励他（她）以适合自己的方式积极地表达出自己对逝者未说的话或未尽的事宜。

在这个过程中，重要的是，将个人的行为与家庭其他成员的行为联系起来，这样，除了个人外，整个家庭的情绪、感受和想法也不会被忽视。为此，家庭医生可以在一段时间内定期邀请失去亲人的人参加集体对话，交流关于家庭在哀悼过程中取得的进展情况。此外，家庭医生应该特别注意个别家庭成员的健康问题。有经验的从业者都知道，失去和悲伤很可能会导致身体疾病的发生——即使关于这个问题的公开数据并不多（Strasser & Petzold，2000）。

总结

逝者的伴侣或其他家庭成员在面对死亡时所经历的"情感冲击波"（Bowen，1991）是我们作为人类必须面对的最基本的经历之一。与"死亡"相关的记忆会持续存在很长时间，而且可能涉及大量的细节。因此，当一个家庭面对绝症、经历死亡和告别的最后阶段时，家庭医生作为一个能够为他们提供支持的同伴发挥着非常重要的作用，他能够帮助他们应对压力，并防止哀悼过程中的病理性问题。

结束语

超越所有的干预

对治疗师来说，面对受疾病影响的家庭，往往意味着一次又一次地承受情绪压力。

> ▷▷▷ **案例研究 17**
>
> 一名13岁男孩在手术切除良性脑瘤后出现了颅内多发性神经根炎，伴有面部神经功能丧失、听力下降、吞咽和言语障碍以及右侧肢体运动障碍。尽管进行了全面的检查，但治疗师无法找到导致这些症状的真正原因，也因此无法为他制订固定的治疗方案。所有药物治疗尝试对男孩都没有效果，不过言语治疗和物理治疗让情况得到了一定程度的改善。

这个男孩一发烧就会出现感染，而且情况会不断恶化，需要住院治疗。在一次住院期间——男孩已经满14岁了——男孩的父亲与一位系统性家庭医学心理治疗师进行了对话。父亲描述说，男孩经常无精打采，表现得非常冷漠，而且有时会表示"不想再活下去了，反正没有人能帮助我"，所以他和他的妻子不断地试图让男孩振作起来，说服他做些什么。由于身体的局限性，男孩不能再去以前的学校上课了——那里的同学总是取笑他。他现在就读于一所残疾人学校，但他在那里总是感到缺少挑战，非常不快乐。虽然男孩在生病前非常活跃，有很多朋友，但他现在的生活却是完全孤立和与世隔绝的。除了与父母一起生活外，他还能接触到的人只有两个哥哥——他们一个比他大11岁，一个比他大15岁，现在都已经不在家里住了。这个男孩已经接受了几个月的儿童精神病治疗，但实际上他是很抵触的，理由是"我没有疯"。男孩的父亲和母亲现在已经彻底绝望和精疲力竭了，因为没有人能够帮助他们的儿子，他们不得不看着他的情况越来越糟糕——尤其是精神状况。

作为治疗师，我们应该承认并认真对待自己的感受（例如无助和沮丧），并且在干预和督导小组中与同事们交流这些感受，从而缓解负面情绪所造成的压力。掌握一些重要的心理卫生措施，能够使我们一次又一次地重拾希望，并将患者及其家人所需的信念传递给他们：

对不得不生活在"疾病王国"中的生命给予赞赏与尊重。

参考文献

Altmeyer, S. u. F. Kröger (2003): Theorie und Praxis der Systemischen Familienmedizin. Göttingen (Vandenhoeck & Ruprecht).

Altmeyer, S., F. Kröger u. S. McDaniel (2002): Systemische Familienmedizin. In: M. Wirsching (Hrsg.): Lehrbuch der Paar- und Familientherapie. Berlin/Heidelberg, New York (Springer).

Antonovsky, A. (1979): Health, stres,s and coping: New perspectives on mental and physical well-being. San Francisco (Jossey-Bass).

Antonovsky, A. (1987): Unraveling the mystery of health. San Francisco, CA (Jossey-Bass).

Antonovsky, A. a. T. Sourani (1988): Family sense of coherence and family adaptation. *Journal of Marriage and the Family* 50: 79–92.

Bakan, D. (1969): The duality of human existence. Chicago (Rand NcNally).

Beutel, M., A. Sellschopp, G. Henrich u. U. Fink (1990): Die Tagesklinik als Modell übergreifender Versorgung Krebskranker. In: R. Klußmann u. B. Emmerisch (Hrsg.): Der Krebskranke. Heidelberg (Springer), S. 82–93.

Bowen, M. (1991): Family reaction to death. In: F. Walsh a. M. McGoldrick (eds.): Living beyond loss. Death in the family. New York (Norton), pp. 79–92.

Broderick, C. B. a. S. S. Schrader (1981): The history of professional marriage and family therapy. In: A. S. Gorman a. D. P. Knickers (eds.): Handbook of family therapy. New York (Brunner/Mazel).

Buddeberg, C. (1992): Brustkrebs – Psychische Verarbeitung und somatischer Verlauf. Stuttgart (Schattauer).

Cadman, D., M. Boyle a. D. Offord (1988): The Ontario Child Health Study: Social adjustment and mental health of siblings of children with chronic health problems. *Journal of Developmental and Behavioral Pediatrics* 9 (3): 117–121.

Deissler, K. G. et al. (1994): »Sozialer Konstruktivismus«? Ein Interview mit Ken Gergen. *Zeitschrift für Systemische Therapie* 12 (4): 118–126.

Doherty, W. J. (1995): The whys and levels of collaborative family health care. *Family Systems Medicine* 13: 275 – 281.

Doherty, W. J. a. M. Baird (1983): Family therapy and family medicine. Towards the primary care of families. New York/London (Guilford).

Doherty, W. J. a. M. Baird (eds.) (1987): Family-centered medical care: A clinical case-book. New York/London (Guilford).

Douma, K. F. et al. (2011): Psychological distress and quality of life of partners of individuals with familial adenomatous polyposis. *Psychoonkology* 20 (2): 146–154.

Eder, L. (2007): Psyche, Soma und Familie – Theorie und Praxis einer systemischen Psychosomatik. Stuttgart (Kohlhammer).

Engel, G. L. (1977): The need for a new medical model: A challenge for biomedicine. *Science* 196 (4286): 129–136.

Hagemann W. (2003): Nach der Krebsdiagnose. Systemische Hilfen für Betroffene, ihre Angehörigen und Helfer. Göttingen (Vandenhoeck & Ruprecht).

Heider, F. (1958): The psychology of interpersonal relations. New York (Wiley).

Hartmann, M., E. Bäzner, B. Wild, I. Eisler a. W. Herzog (2010): Effects of interventions involving the family in the treatment of adult patients with chronic physical diseases: A meta-anlysis. *Psychotherapy and Psychosomatics* 79: 136–148.

Hegemann, T., E. Asen u. P. Tomson (2000): Familienmedizin für die Praxis. Stuttgart/New York (Schattauer).

Helmich G., C. Helmich, A. Hendrischke u. E. Sturm (2006): Familien primärärztlich versorgen. In: E. Sturm, O. Bahrs, D. Dieckhoff, E. Göpel u. M. Sturm (Hrsg.): Hausärztliche Patientenversorgung. Konzepte – Methoden – Fertigkeiten. Stuttgart (Thieme), S. 84–101.

Hendrischke, A. (2010): Niemand ist alleine krank. Perspektiven der Systemischen Familienmedizin. *PiD – Psychotherapie im Dialog* 2 (11): 134–139.

Hendrischke, A. u. F. Kröger (1997): Systemische Familienmedizin – Ein Modell für Kooperation im Gesundheitswesen. *Deutsches Ärzteblatt* 94 (6): A 294–296.

Hendrischke, A. u. F. Kröger (2000): Kooperation im Krankenhaus. In: F. Kröger, A. Hendrischke u. S. McDaniel (Hrsg.): Familie, System und Gesundheit – Systemische Konzepte für ein soziales Gesundheitswesen. Heidelberg (Carl-Auer), S. 207–221.

Hendrischke, A., M. Blatt-Bodewig, C. Thissen, B. Weller, K. Bachmeyer, E. Detert u. B. Schmidt-Keller (2001): Multimodale Kooperation in der Behandlung einer Depression – Ein familiensystemischer Ansatz. *PiD – Psychotherapie im Dialog* 2 (4): 457–469.

Hill, R. (1949): Families under stress. New York (Harper).

Kantor, D. u. W. Lehr (1997). Inside the family. San Francisco (Jossey-Bass).

Käsler-Heide, H. (2002): Trauertherapie: Umgang mit Trauer. *PiD – Psychotherapie im Dialog* 2: 176–178.

Katon, W. (1995): Collaborative care: Patient satisfaction, outcomes, and medical cost-offset. *Family Systems Medicine* 13 (3/4): 351–365.

Keller M., G. Henrich, M. Beutel u. A. Sellschopp (1998): Wechselseitige Belastung und Unterstützung bei Paaren mit einem Krebskranken. *Psychotherapie – Psychosomatik – Medizinische Psychologie* 48: 358–368.

Korittko, A. u. K. H. Pleyer (2010): Traumatischer Stress in der Familie. Göttingen (Vandenhoeck & Ruprecht).

Krauß, O., J. Ernst, D. Kuchenbecker, A. Hinz, A. u. R. Schwarz (2007): Prädiktoren psychischer Störungen bei Tumorpatienten: Empirische Befunde. *Psychotherapie – Psychosomatik – Medizinische Psychologie* 57 (7): 273–280.

Kröger, F. u. S. Altmeyer (2000): Von der Familiensomatik zur systemischen Familienmedizin. *Familiendynamik* 3: 268–292.

Kröger, F., A. Hendrischke u. S. McDaniel (Hrsg.) (2000): Familie, System und Gesundheit. Systemische Konzepte für ein soziales Gesundheitswesen. Heidelberg (Carl-Auer).

Kröger, F., A. Hendrischke, J. Schweitzer u. W. Herzog (1998): Psychotherapie in der Systemischen Familienmedizin. *Psychotherapeut* 43: 352–359.

Lazare, A. (1979): Unresolved grief. In: A. Lazare (ed.): Outpatient psychiatry: Diagnosis and treatment. Baltimore (Williams & Wilkins), pp. 498–512.

Lösel, F. u. D. Bender (1999): Von generellen Schutzfaktoren zu differenziellen protektiven Prozessen: Ergebnisse und Probleme der Resilienzforschung. In: G. Opp, M. Fingerle u. A. Freytag (Hrsg.): Was Kinder stärkt: Erziehung zwischen Risiko und Resilienz. München (Reinhard), S. 37–58.

Luhmann, N. (1988): Selbstreferentielle Systeme. In: F. B. Simon (Hrsg.): Lebende Systeme. Berlin/Heidelberg (Springer), S. 47–53.

Madsen, W. C. (1992): Problematic treatment: Interaction of patient, spouse, and physician beliefs in medical non-compliance. *Family Systems Medicine* 10 (4): 365-383.

McCubbin, M. A. (1989): Family stress and family strengths: A comparison of single and two parent families with a handicapped child. *Research in Nursing and Health* 72: 101–110.

McDaniel, S., T. Campbell a. D. Seaburn (1990): Family-oriented primary care: A manual for medical providers. New York/Berlin (Springer).

McDaniel, S., J. Hepworth u. W. J. Doherty (1997): Familientherapie in der Medizin. Heidelberg (Carl-Auer).

McGoldrick, M. u. R. Gerson (1990): Genogramme in der Familienberatung. Bern (Huber). [Amerikan. Orig. (1985): Genograms in family assessment, New York/London (Norton).]

Minuchin, S., B. Rosman u. L. Baker (1983): Psychosomatische Krankheiten in der Familie. Stuttgart (Klett-Cotta).

Nemetschek, P. (2006): Systemische Therapie mit Kindern, Jugendlichen und Eltern. Stuttgart (Klett-Cotta).

Nilsson, M. E., P. K. Maciejewski, B. Zhang, A. A. Wright, E. D. Trice, A. C. Muriel et al. (2009): Mental health, treatment preferences, advance care planning, location, and quality of death in advanced cancer patients with dependent children. *Cancer* 115 (2): 399–409.

Ochs, M. u. S. Altmeyer (2006): Herausforderungen und Chancen bei der Implementierung von Multi-Familien-Gruppen in der pädiatrischen Onkologie. *Systhema* 3: 284–296.

Ollefs, B. u. A. von Schlippe (2003): Der »Luftikurs« – Ein familienmedizinisches Angebot für Kinder und Jugendliche mit Asthma bronchiale. In: S. Altmeyer u. F. Kröger (Hrsg.): Theorie und Praxis der Systemischen Familienmedizin. Göttingen (Vandenhoeck & Ruprecht).

Omne-Pontén, M., L. Holmberg, R. Bergström, P. Sjöden a. T. Burns (1993): Psychosocial adjustment among husbands of women treated for breast cancer: Mastectomy vs. breast-conserving surgery. *European Journal of Cancer* 29: A 1393–1397.

Petzold, E. (1979): Familienkonfrontationstherapie bei Anorexia nervosa. Göttingen (Medizinische Psychologie bei Vandenhoeck & Ruprecht).

Radebold, H. (2004): Abwesende Väter und Kriegskindheit. Göttingen (Vandenhoeck & Ruprecht).

Retzlaff, R. (2009): Spiel-Räume. Kinder und Jugendliche im Kontext der systemischen Therapie. Stuttgart (Klett-Cotta), 3. Aufl.

Retzlaff, R. (2010): Familien-Stärken. Behinderung, Resilienz und systemische Therapie. Stuttgart (Klett-Cotta).

Richardson, H. B. (1945): Patients have families. New York (Commonwealth Fund).

Riedesser, P. u. M. Schulte-Markwort (1999): Kinder körperlich kranker Eltern. *Deutsches Ärzteblatt* 96 (38): A 2353–2357.

Rolland, J. (1984): Toward a psychosocial typology of chronic and lifethreating illness. *Family Systems Medicine* 2: 245–262.

Rolland J. (1994): Families, illness, and disability – An integrative treatment model. New York (Basic Books).

Rolland, J. (2000): Krankheit und Behinderung in der Familie – Modell für ein integratives Behandlungskonzept. In: F. Kröger, A. Hendrischke u. S. McDaniel (Hrsg.): Familie, System und Gesundheit. Heidelberg (Carl-Auer).

Schlippe, A. von u. J. Schweitzer (1996): Lehrbuch der systemischen Therapie und Beratung, Göttingen (Vandenhoeck & Ruprecht).

Schüffel, W. et al. (Hrsg.) (1998): Handbuch der Salutogenese: Konzept und Praxis. Wiesbaden (Ullstein Medical).

Schulz, K. H., H. Schulz, O. Schulz u. M. von Kerekjarto (1998): Familiäre Beziehungen in Familien von Tumorpatienten. In: K. H. Schulz (Hrsg.): Krebspatienten und ihre Familien. Stuttgart/New York (Schattauer), S. 42–49.

Schweitzer, J. (1998): Gelingende Kooperation. Systemische Weiter-
bildung in Gesundheits und Sozialberufen. Weinheim (Juventa).

Schweitzer, J. (2000): Bedingungen gelingender Kooperation im
Gesundheitswesen. In: F. Kröger, A. Hendrischke u. S. McDa-
niel (Hrsg.): Familie, System und Gesundheit. Heidelberg (Carl-
Auer), S. 167–183.

Schweitzer J. u. A. von Schlippe (2007): Lehrbuch der systemischen
Therapie und Beratung II. Das störungsspezifische Wissen. Göttin-
gen (Vandenhoeck & Ruprecht).

Seaburn, D., B. Gawinski, J. Harp et al. (1993): Family systems the-
rapy in a primary care medical setting: The Rochester experience.
Journal of Marital and Family Therapy 19: 177.

Seaburn, D. B., A. D. Lorenz, W. B. Gunn, B. A. Gawinski a. L. B.
Mauksch (1996): Models of collaboration. A guide for mental
health professionals working with health care practitioners. New
York (Basic Books).

Silver, E. J., L. E. Westbrook a. R. Stein (1998): Relationship of pa-
rental psychological distress to consequences of chronic health con-
ditions in children. Journal of Pediatric Psychology 23 (1): 5–15.

Sontag, S. (1981): Krankheit als Metapher. Frankfurt a. M. (Fischer).

Strasser, K. u. E. R. Petzold (2000): Trauerbedingte körperliche Reak-
tionen. In: W. Holzschuh (Hrsg.): Geschwistertrauer. Regensburg
(Pustet), S. 30–44.

Sturm E. (1983): Die Renaissance des Hausarztes. Heidelberg (Sprin-
ger).

Sturm, E., O. Bahrs, D. Dieckhoff, E. Göpel u. M. Sturm (Hrsg.)
(2006): Hausärztliche Patientenversorgung. Konzepte – Metho-
den – Fertigkeiten. Stuttgart (Thieme).

Sydow, K. von, S. Beher, R. Retzlaff u. J. Schweitzer (2007): Die
Wirksamkeit der systemischen Therapie/Familientherapie. Göttin-
gen (Hogrefe).

Thastum, M., M. B. Johansen, L. Gubba, L. B. Olesen a. G. Romer
(2008): Coping, social relations, and communication: A qualitative
exploratory study of children of parents with cancer. Clinical Child
Psychology and Psychiatry 13 (1): 123–138.

Theiling, S. u. A. von Schlippe (2003): Diabetesbetreuung bei Kindern und Jugendlichen nach systemisch-familienmedizinischem Konzept. In: S. Altmeyer u. F. Kröger (Hrsg.): Theorie und Praxis der Systemischen Familienmedizin. Göttingen (Vandenhoeck & Ruprecht).

Theiling, S., G. Kaiser-Höhne, R. Schleibaum, C. Werschmann, A. Werning, D. Beckmann, K. Muck u. R. Szczepanski (1994): Interdisziplinäre familienmedizinische Diabetes-Betreuung. Der Kinderarzt 25, 3430: 191–198.

Visser, A., G. A. Huizinga, W. T. van der Graaf, H. J. Hoekstra a. J. E. Hoekstra-Weebers (2004): The impact of parental cancer on children and the family: A review of the literature. Cancer Treatment Review 30 (8): 683–694.

Wälte, D., F. Kröger u. E. R. Petzold (1996): Simultandiagnostik in der Psychosomatik. Psychotherapeut 41: 36–44.

Walsh, F. (1998): Strengthening family resilience. New York (Guilford).

Walsh, F. (2003): Family resilience: A framework for clinical practise. Family Process 42: 1–18.

Walsh, F. a. M. McGoldrick (1991): Loss and the family. A systemic perspective. In: Walsh, F. a. M. McGoldrick M. (eds.): Living beyond loss. Death in the family. New York (Norton).

Weakland, J. (1977): »Family somatics« – A neglected edge. Family Process 16: 263–272.

Weihs, K., L. Fishera a. M. Baird (2002): Families, health, and behavior. Families, Systems and Health 20: 7–46.

Wirsching, M. u. H. Stierlin (1982): Krankheit und Familie. Stuttgart (Klett-Cotta).

Worden, J. W. (1999): Beratung und Therapie in Trauerfällen. Ein Handbuch. Bern (Huber).

Wortmann, C. B. (1984): Social support and the cancer patient. Conceptual and methodological issues. Cancer 54: 2339–2360.

Zimmermann, T. u. N. Heinrichs (2008): Seite an Seite – Eine gynäkologische Krebserkrankung in der Partnerschaft gemeinsam bewältigen. Göttingen/Bern (Hogrefe).